強力水晶陣

療癒大升級，55種超效陣形
加速夢想顯現、難題化解

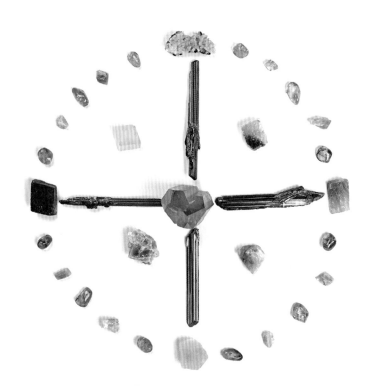

THE BOOK OF
CRYSTAL GRIDS

A PRACTICAL GUIDE TO
ACHIEVING YOUR DREAMS

菲利浦・普慕特 著　　**梵妮莎** 譯

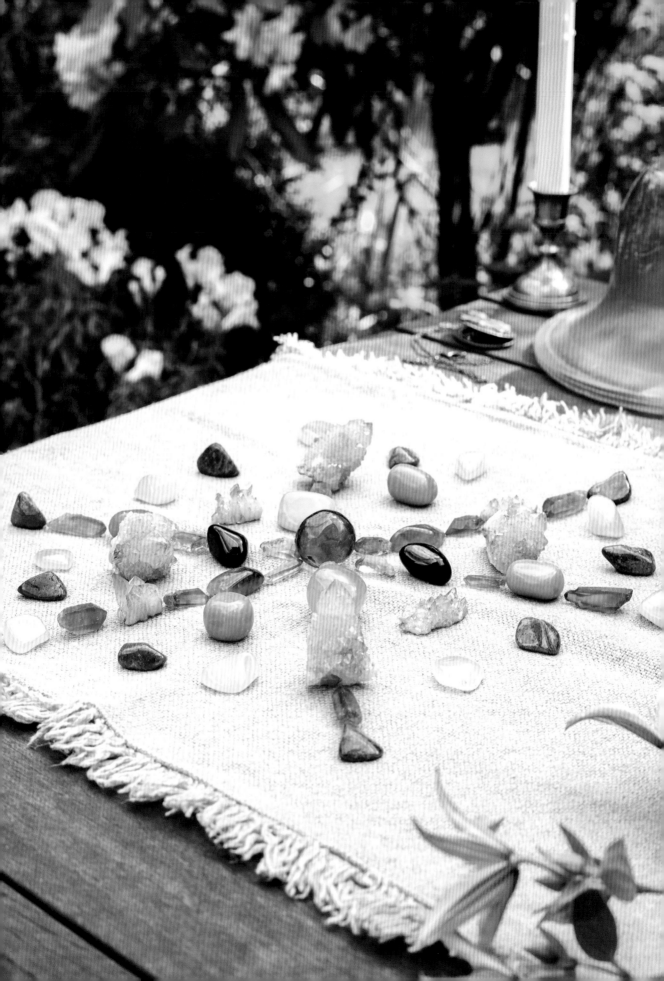

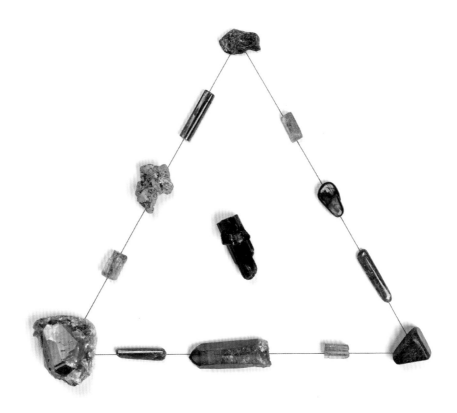

安全提示

請注意,雖然本書中的水晶適用於療癒,但並無意取代疾病診斷與治療,或替代醫療或藥物。如有病症,請務必諮詢你的醫師或醫療專業人員。

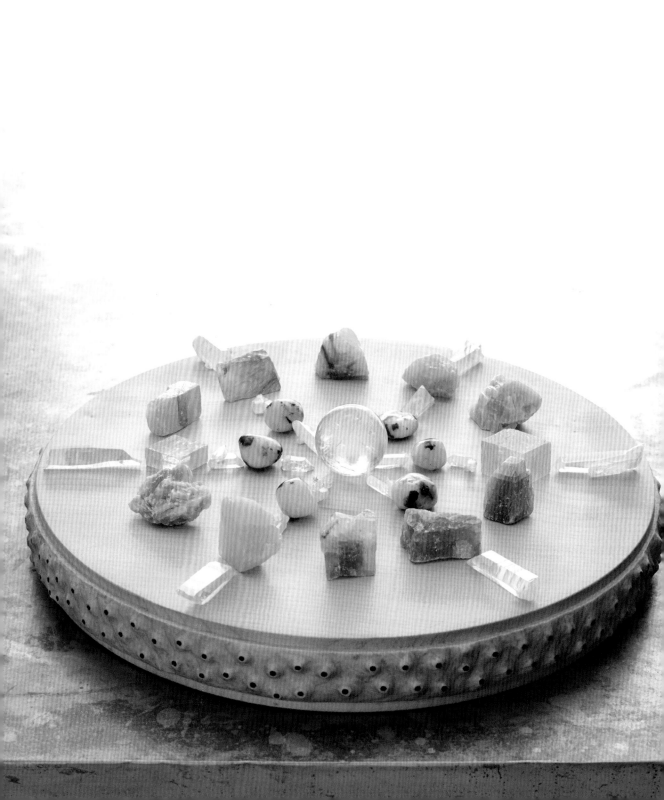

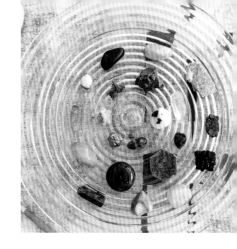

CONTENTS

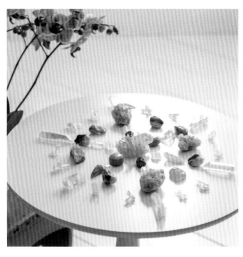

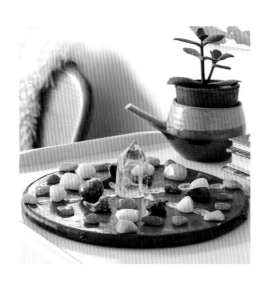

前言

數千年來，全世界的人都曾鑽研水晶、寶石、岩石和礦石，以增進身心靈的健康與幸福。本書中，我將上述這些全統稱為「水晶」。

許多世界各地文化都把水晶放置於強大的神聖結構、能量排列及網陣中，用來創造力量中心以及意念焦點，例如放置在南北極點的世界和平水晶網陣（World Peace Crystal Grids）、聖經裡猶太祭司的胸甲、英國的巨石陣和埃夫伯里巨石圈，以及美國原住民的薩滿藥輪（medicine wheel）、美國懷俄明州的國家歷史地標藥山（Medicine Mountain）。它們能帶來或強化健康、財富、幸福和美好的生活，時常應用在風水中，並作為許多疾病的療方。

世界各地的人對水晶以及其令人驚訝的力量，有著與生俱來的親近感和認識，一旦你開始蒐集、使用水晶，自然而然就會將它們排列成陣。這些陣型來自潛意識，反應出你尚未表露的慾望、需求和心理狀態。

就連二十一世紀的科技生活，也仰賴水晶和相關的科學應用，例如紅寶石之於雷射科技，或者最新的石英水晶資料儲存裝置。

水晶陣透過將水晶作為能量聚焦的工具，能提升生活品質，讓水晶以團隊形式運作，彼此支援，改善你生活中的各個面向，帶來的益處不勝枚舉，例如強化健康、幸福和繁盛。雖然很少人能直接從水晶陣看到能量，但從次原子[1]的層級透過零點能量場[2]產生力場是很有可能的，這會創造出生理、情緒、心理和靈魂上的改變。

量子力學的研究顯示，水晶遠距療癒確實對病患有所影響[3]，另一個已知的現象是，進行和觀察實驗者的能量也會影響該實驗的結果。量子力學最奇妙的前提（同時也長期困擾著哲學家和物理學家），就是觀察者「觀察」的行為會影響被觀察者的現實[4]。這代表我們只要存在就可以改變現實！那麼，透過打造水晶陣，你所關注的意念就會與水晶的能量效果相結合。

水晶是眾所皆知的自然療癒者；然而，它們不僅可以療癒，也會影響我們如何感受世界、如何對周遭世界做出回應。它們是天然的能量增強器，協助我們促進各個層面的生活體驗，並提供保護，排除二十一世紀生活方式所帶來的生理、情緒以及靈性上的壓力和抑制。一旦放置在水晶陣中，它們可以針對潛能加以強化、放大並定位。

水晶陣可以用於所有人——成人或孩童、母親或父親、愛人或朋友、工程師、商務人士、業務、經理、董事、勞工、家庭主婦/夫。水晶陣可以幫助任何人。

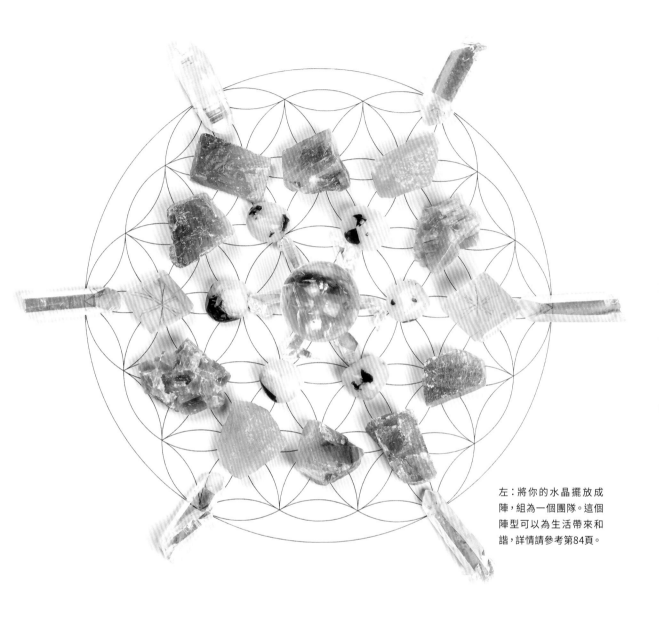

左：將你的水晶擺放成陣，組為一個團隊。這個陣型可以為生活帶來和諧，詳情請參考第84頁。

1. 譯註：sub-atomic，指比原子還小的粒子。
2. 譯註：zeropoint field，在量子場論中，這個詞彙和真空能量是等義詞，指空無一物的空間仍有一定能量存在。
3. 原書註：F. Sicher and E. Targ et al, "A randomized double-blind study of the effect of distant healing in a population with advanced AIDS: report of a small-scale study", Western Journal of Medicine, 1998; 168(6): 356–63.
4. 原書註："Quantum Theory Demonstrated: Observation Affects Reality", February 27, 1998, Weizmann Institute of Science; Prof. Mordehai Heiblum, PhD student Eyal Buks, Dr Ralph Schuster, Dr Diana Mahalu, and Dr Vladimir Umansky of the Condensed Matter Physics Department at the Institute's Joseph H. and Belle R. Braun Center for Submicron Research.

CHAPTER 1 水晶陣的力量

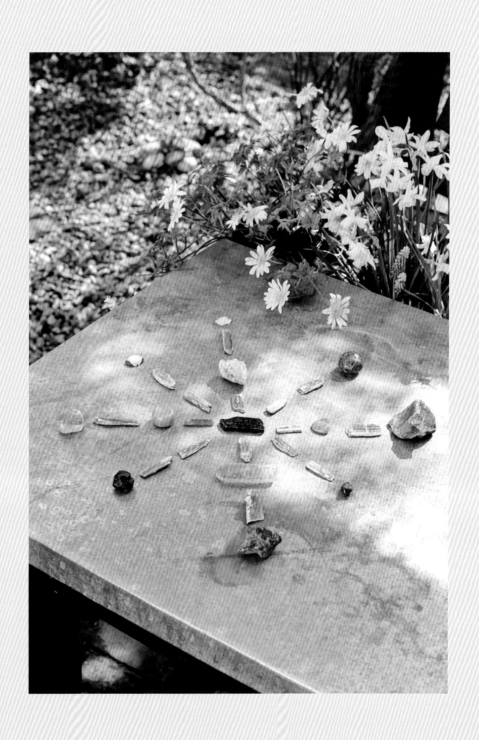

水晶療癒

多年來，水晶療法已被視為溫和的身心靈療法。
水晶是地球自然能量的產物，
我們可以利用這個能量療癒我們的心理、情緒和靈魂。

從科學角度來定義，水晶「是由高度規則排列的原子組成的固體，這些排列的形式稱為晶格（lattice）。如果一個固體的原子排列形式是七種水晶的晶格模式之一，則此物體即為水晶」（擷取自國際寶石協會）。然而，當我在本書提及「水晶」時，我是用這個詞廣泛稱呼整個礦石領域——水晶、寶石、岩石、石頭、海邊的鵝卵石、巨石和礦物。

水晶有神奇的自然力量，是二十一世紀生活方式的根基，透過科技深入各個面向，例如前面提過的紅寶石和紅雷射光（亞歷山大石之於綠雷射光、藍寶石水晶之於藍雷射光），另一個例子是，幾乎在所有現代的電子產品中，都能看到利用石英或碧璽製造的固態電場。簡單來說，如果沒有水晶，我們的生活會因為沒了電腦、洗衣機或國際太空站而截然不同。

但我們不需要深究科技中的水晶科學，因為它每分每秒都在我們身邊。真正讓我感興趣的是，這些大地之母贈予的神奇禮物如何在日常生活中提供協助，幫助我們有意識地生活。

幾千年來，水晶在世界上所有文化中與人類共同合作，它們被古埃及的法老用來妝點自己、帶來力量和健康，六〇年代的嬉皮也藉此創造嶄新層級的覺知，轉化意識，在許多國家帶來解放。水晶在地球上生活了上百萬年，有些甚至跟地球一樣悠久，有高達二十億年歲數，例如來自澳大利亞的鋯石。對水晶的愛好者來說，它們在許多層面上擁有療癒能力是無庸置疑的。水晶能給予你所需的幫助，以改變在人生中的各種際遇。

下圖：古代岩石——這些來自澳大利亞的鋯石可能有二十億年的歷史。

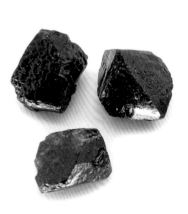

等等！你剛剛說它們「生活」了百萬年？

沒錯，水晶是活生生！地球上的生命有三界：動物、植物和礦物。水晶過的是地質時間，並非人類的時間，所以它們的生命周期長達百萬年！容我再多做說明，一九七〇年代我還在大學念

生物學的時候，生物學家之間早已存在一項爭議，探討生命的界線到底為何。有兩造說法，一方認為病毒是最基本的生命形式，另一方認為細菌才是。較簡化但精確的解釋版本就是：所有生物學家都同意，「活著的」有機體必須能夠進食、成長和繁殖。如果一個有機體可以做到這三件事情，它就「活著」；如果不行，就不是生命。

既然如此簡單，那這麼大的爭議又是從何而來？如果你把任何一個細菌帶到實驗室中，丟進有食物的培養皿，它就會消耗食物、長大然後倍數成長。然而，每一種細菌都必須處於特定種類的細胞中，簡而言之，它們不是隨便丟在垃圾堆上就可以成長，因為細菌對於食物非常挑剔，乃至於它們僅能感染特定的生物。舉例來說，會感染貓咪的細菌通常無法感染你，有不少細菌甚至僅能入侵特定物種宿主的某一種組織，因此，能感染你肺部的病毒無法影響你的胃部。

好，這很有趣，但跟水晶有什麼關係？

這個嘛，水晶會進食、成長和繁殖，但必須處於非常特定的環境。例如，石英必須在富含足夠矽和氧的火成岩中才會成長，這個環境會產生二氧化矽，接著長成白水晶。吃進愈多矽和氧的白水晶體型就會愈大，也就是說它會進食，會長大！這其實是大家都知道的事，因為我們可以在水晶商店中同時看到小顆和大顆的白水晶。

白水晶會以兩種方法繁殖。第一種方法，如果你拿一顆白水晶然後把它敲碎成上千塊小碎片，只要能夠處於富含矽和氧的完美成長環境，每個碎片都會成為水晶的「種子」。要記得，水晶活在地質時間裡，也許在五十億萬年後的某一天（恐怕連人類都不會存活這麼久），歷經一連串自然的地質推演，這些水晶碎片所在之處終於成為了完美的成長環境，它們將會繁殖成上千顆的水晶。

第二種方法，有時候白水晶會自然而然與它的水晶兄弟姊妹們分離，這可能是源於物理上劇烈的溫度變化或構造運動。多年之後——通常是過了數千年或百萬年——水晶會再次開始進食，並在剝落的尖端長出水晶寶寶，它們被稱為自癒水晶，如果你仔細觀察，很容易就能看到新生的水晶寶寶尖端。

水晶不僅擁有自癒能力，也可被應用於療癒人類。多數人都同意水晶能對情緒和壓力相關的症狀帶來幫助，藉此協助舒緩生理症

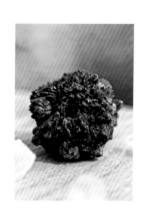

下圖：水晶是活的，像這顆藍銅礦就是。

狀。水晶療癒師相信水晶療癒可以做到更多，能夠幫助人體更快速自我復原，理論上可以對所有症狀帶來幫助。如果你的身體可以做到，那麼正確的水晶可以幫助身體更快恢復。它們無法幫助你做到自己身體做不到的事情，例如，水晶可以幫助手臂的挫傷好得更快，但沒有水晶可以幫助斷肢重新再生。不過，這並不意味著水晶無法針對截肢提供心理和情緒上的撫慰。

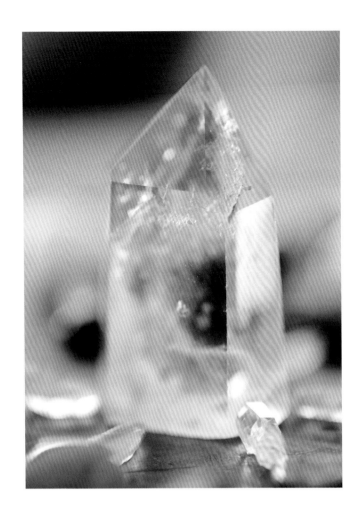

事實上，我們對於身體的運作所知甚少，疼痛就是一個例子，除了猜測外，沒有人知道在神經突觸之間到底發生什麼事。因此，疼痛專家馬戈・麥加費利提出了一個在醫學上普遍使用的定義：只要當事人說自己感到痛，痛就存在。任何曾經歷劇烈疼痛的人都會告訴你，疼痛本身和其治療方法沒有任何科學可言。

上圖：在美觀的同時，水晶可以加速身體的治癒能力。黃水晶可以幫助療癒消化系統。

另一個例子是你從哪裡獲取生理能量。在人類的身體中，有一種可以產生極大能量的生化反應。三磷酸腺苷會被轉換為二磷酸腺苷，同時釋放出能量，這個反應是循環產生的，因為當能量被釋放時，二磷酸腺苷會透過酶環的協助被轉換回三磷酸腺苷，這可以簡單地以「ATP = ADP + 能量」表示。如此精采的轉換是唯一具有科學實證的人體能量來源，理論上反過來說，你需要的所有能量都出自於此。然而這會遇到一個問題：這個反應只會產生身體所需的百分之二十的能量。但是科學上來說，人體又沒有其他主要的能量來源……所以，答案究竟是什麼呢？

我們或許很難去測量氣、靈氣或道、宇宙生命能量，用更科學的語言或許可稱為暗能量或暗物質。據估計，百分之七十五的宇宙是由對我們來說不可見的暗物質組成的。暗能量和量子力學領域是科學研究中最新穎的範疇，推斷宇宙可能就如同我們某些人想像的

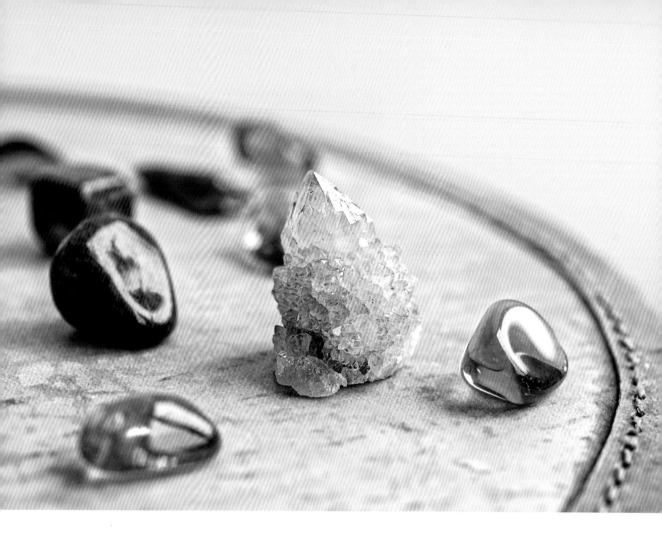

上圖：只要在家裡或工作場域簡單擺放水晶，就能為你帶來助益。從左到右：青金石、精靈水晶和煙水晶共同運作中。

美好或詭異。

針對暗物質進行更深入的研究，或許總有一天能夠解釋靈魂、千里眼和能量療癒的議題。或許像光一樣，水晶也有影響暗物質的能力。但無論水晶是如何運作的，凡是經歷過一次完整的水晶療癒程序，當事人就會有深層的改變，從而增進身心靈健康並緩解症狀。事實上，只要將水晶放在你的周圍，這些改變就會開始發生。那些你很喜歡、深受吸引或感覺到牽引能量的水晶，或許就是你此時此刻所需。如果你想要找到更多關於水晶療癒的資訊，歡迎造訪我的網站：www.thecrystalhealer.co.uk

水晶陣

水晶陣是指使用多個水晶，排列出有特定目的和焦點的幾何設計圖樣。

水晶陣可以用於任何目的，對你來說重要的事情就不會被視為小事，

而且沒有事情是龐大到你無法動搖的。

記得，一隻在亞馬遜叢林中拍打翅膀的蝴蝶，就能創造出微小的擾動，

進而在千里之遙的美國或歐洲產生風暴！

如果有夠多的人想要讓某件事情變得更好、針對此目標傳遞出聚焦的思維，

這件事情就會更快成真。

水晶陣中的水晶會以團隊合作的方式運作，每一顆都有自己的角色和適合的位置。作為一個團隊，它們會產生比單一水晶更大的能量，水晶陣的能量會比每一顆水晶加總起來還要多。

水晶陣是幫助你找到真正想要、發現自己所能的美好工具，梳理出哪些是你自己可以控制的事物，哪些則是無法干涉、全然由宇宙操控。意念是打造水晶陣重要關鍵之一，我們在第三章會有針對設定意念的精確指引。

你正在創造一項非常強大的心理工具，可以在有需要的時候給予你動力，幫助你度過最困難的時刻。使用水晶陣可以讓你做到一些原以為自己無能為力的事物。

下圖：最簡單的水晶陣只需要五顆水晶。在這裡，螢石是中央水晶、也就是焦點石，上方順時針依序是歪鹼正長岩、紅寶黝簾石、紅玉髓和丹泉石。

什麼是水晶陣？

水晶陣是依據聚焦和意念排列不同的水晶，藉此強化你生命中的能量流動。透過將水晶擺放在能夠賦予力量的神聖幾何中，能夠增強你的意念，通常會基於內心特定的需求設置，例如幫助傷口復原、彌補損失、找到真愛或帶來財富成功。

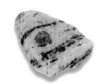

每一種水晶都有自己的天生療癒能量。針對希望的目的選擇特定的水晶，並將它們放在神聖幾何圖樣中（請參考第16頁），水晶就能以細微的能量產生微小變化，帶來特定的成果，有時成效還非常龐大。

任何人都能打造水晶陣，可以非常華麗、複雜，也

右頁：在你的床邊打造一個針對夢境的水晶陣（請參考第78頁）。

可以只用五顆水晶，四顆圍繞在四個點、第五顆放在中心（請參考上頁圖片），將能量導向特定的目標或成果。這些寶石或水晶會充滿你的意念和能量（請參考第39頁），成為非常有力的心靈工具。

水晶陣是如何運作？為何有用？

水晶會互相對話！沒錯，就像聲波，它們會振動。事實上，它們一直都處在振動狀態，而且有天生保持平衡的傾向。水晶可以儲存、傳遞、聚集、強化和轉換能量，這些都已獲得科學證實，資訊皆在網路上公開、非常容易取得。

水晶也會互相傾聽，並對聽到的內容做出回應！既然水晶會自然地將能量帶往和諧的平衡點，鄰近的水晶會讓彼此的振動穩定下來，如此一來，當大家都聚焦在同一個方向、擁有共同的目標時，就會創造出能夠影響四周環境的能量陣。就像把一顆鵝卵石丟進大海，對整個世界都會造成細微的影響。

創造水晶陣的過程會為我們的心理賦予力量，再怎麼看起來令人束手無策的時刻，總是存在著其他可能性！透過專注的意念打造水晶陣，就是命令整個宇宙聆聽你的願望，水晶陣的運作可以很簡單而且很強大。

水晶陣的能量場

當你與具備天然尖端的單顆水晶（例如白水晶）合作的時候，它會透過尖端將能量引導到特定方向，因為這是它生長的方向。大多數的礦物（例如粉晶），很少能長成大型的水晶，它們是由百萬個往不同方向生長的微觀尺寸水晶組成，被稱為隱晶類（cryptocrystalline），這類水晶的能量是較為分散的。

水晶陣中的每一顆水晶，都會安排成能夠讓其能量聚焦於正中間的「焦點石」上。水晶陣通常會打造成某個特定的幾何圖形，例如被視為是神聖的生命之花或麥達昶立方體（請參考第154頁和第155頁），也可以在圓圈或方形這樣簡單的圖樣中間放顆焦點石就成了。

這些圖形帶有與生俱來的能量，也會強化你的意念。你可以使用任何對你來說有意義的圖形，例如使用脈輪陣（請參考第44頁）來療癒自己和他人，除此之外，還有其他也帶有神聖意義的圖形可供使用。

持續進行連結

你可以選擇特定水晶來自我提醒某個人事物，並隨時隨地攜帶。

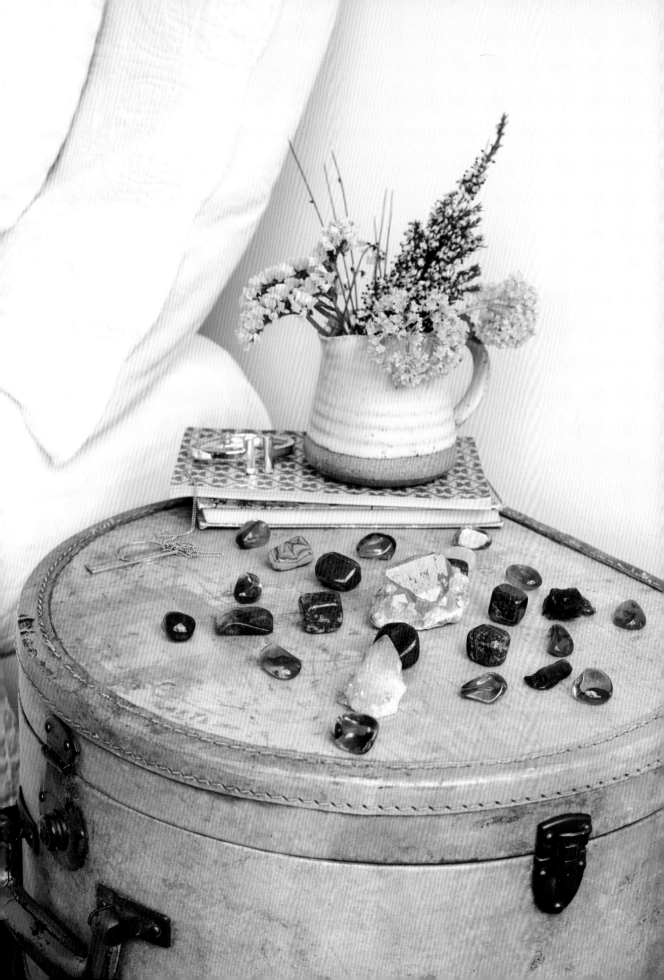

神聖幾何

神聖幾何源於大自然，在許多事物上都可見到，
例如鸚鵡螺殼的結構與對數螺線相符合，
或是達文西在《維特魯威人》中所繪出的人體黃金比例。

　　人類相信這些自然界隨處可見的圖形，隱藏著生命重要的智慧，因此認定是由神、大靈、宇宙生命力量、道——或任何你習慣稱呼的方式——所創，因此才有了「神聖幾何」一詞。我絕對沒有任何一點輕率的意味，而是非常尊重各位的信仰，因為神聖幾何存在於所有信仰系統中。

　　從事能量工作的人都會注意到，在藝術運用、表現這些比例時，會呈現出非常引人注目且一致的能量模式。以這些圖形為基礎打造水晶陣時，你就是使用這個數字比例所帶有的自然能量，去強化水晶的能量，並放大水晶陣的力量。你不妨透過畫出簡單的圖形來親自體驗看看，例如比較徒手畫圓和完美圓形（可以借助圓規或圓形碗盤）之間的差異。畫好後，將手放在圓形上方2到5公分處，雙手交疊，試著感受能量。

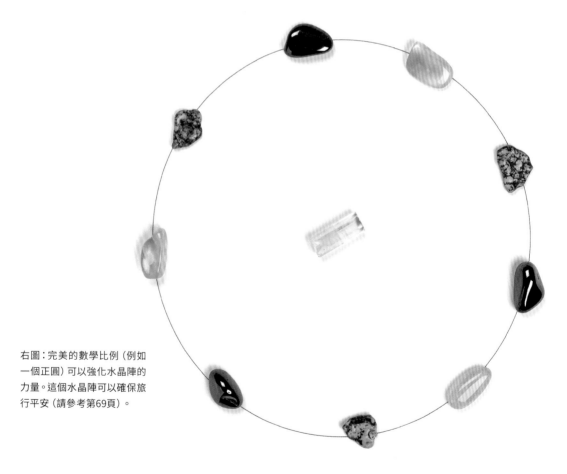

右圖：完美的數學比例（例如一個正圓）可以強化水晶陣的力量。這個水晶陣可以確保旅行平安（請參考第69頁）。

請有點耐心，你會慢慢感覺到手心出現一陣搔癢；如果感覺不到，請試著用力甩手兩分鐘，這有助於強化手部的感受力，再一次試著將雙手交疊、放在圓形上方。請特別注意兩種圓形所帶來的不同感受，一旦你開始能感知到這些能量，請試著在第143到155頁的神聖幾何圖形上做一樣的測試。

　　如果你發現雙手感應有困難，可以試著用靈擺測量能量模式（關於靈擺探測的更多資訊，請參考第28頁）。將靈擺放在神聖幾何的聚焦點（focus point）上，並說：「請協助展現能量模式。」根據測試的圖形不同，靈擺可能會開始繞圈或直線移動。等到對靈擺探測愈來愈熟練後，你就可以進一步探索生命之花、麥達昶立方體等更複雜的能量模式。

下圖：麥達昶立方體是最有力量的神聖幾何之一，可將能量聚集到正中央的焦點石。如果你覺得某個問題很難解決，這個水晶陣能有所幫助（詳見第55頁）。

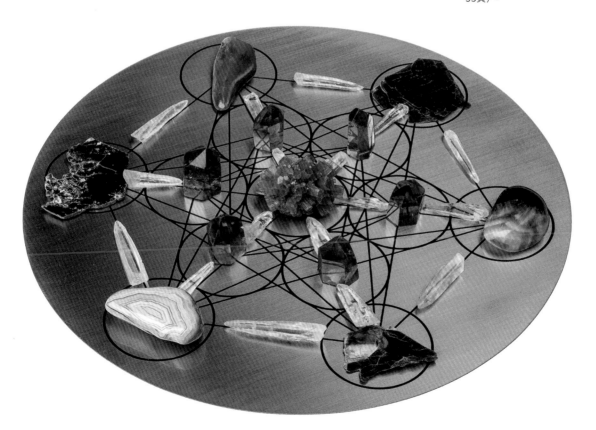

水晶陣的好處

水晶陣令人驚奇的原因之一就是它很單純，

只要把一些水晶放在幾何圖形上，同時在心裡許願夢想成真，就這麼簡單！

水晶陣還可以在所有領域提供幫助，只要你有能力想像，

搭配正確的水晶陣就可以促成事情發生。

不論是很個人私密的事情，或是與家人朋友有關的事件，甚或是職涯或商業上需要的助力，

水晶陣都能解決問題、優化你的生活，讓你距離夢想成真僅有一步之遙。

水晶陣的功用：

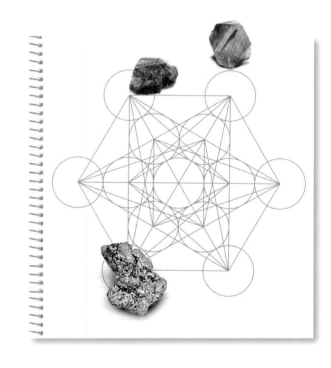

◇ 正面能量，讓你做什麼都有正向感覺
◇ 個人療癒，重新獲得並維持健康
◇ 自信，強化自我形象
◇ 淨化環境中的負面能量
◇ 專注於目標
◇ 達成夢想
◇ 將你的想法具體化
◇ 強化你個人力量
◇ 探索並培養充滿關懷、愛、激情、性滿足
　的感情關係
◇ 幫助共處同一個屋簷下的伴侶、家人和朋
　友
◇ 釋放過去的情緒阻礙
◇ 在你覺得無能為力時給予力量
◇ 協助你踏入人生下一個階段，並繼續向前
◇ 改善認知、專注、記憶、內心平靜
◇ 清除心中的迷霧，讓你更清楚看到自己的
　想法
◇ 進行更優質、更深入、更有洞見的冥想
◇ 降低焦慮、憂鬱、恐懼、喜怒無常、壓力

◇ 消除自我懷疑

◇ 協助重新取得控制權

◇ 擁有更好的時間管理

◇ 增進靈性覺察

◇ 強化靈感力

◇ 創造豐盛

◇ 熟習新技能

◇ 重新獲得青春能量和活力

◇ 在顛峰狀態下工作

◇ 更享受生活，活出理想

◇ 讓自己與他人免於各種拘束和限制

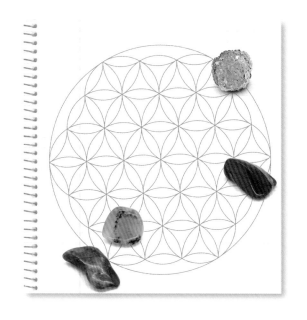

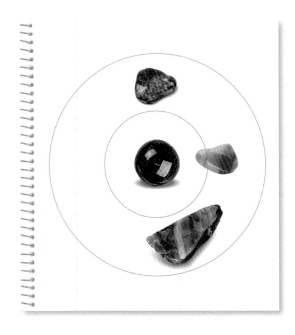

水晶陣在商業上可以帶來的好處：

◇ 更多銷售、消費者、客戶等你需要的對象

◇ 更多利潤

◇ 更多開展

◇ 更有創意

◇ 找到對的員工

◇ 凝聚團隊

◇ 創造穩定的環境

◇ 提供安全保障

◇ 消除營業場所的負面能量

◇ 拓展生意

碧璽藥輪

這裡要講一個受到水晶陣協助的例子。碧璽藥輪水晶陣能對任何其能量所聚焦的情況、地點或對象提供保護。

我的顧客翠西本來在倫敦市過著開心的單身生活，擁有一份絕佳的財金相關工作。某天，她下班回家時發現家裡遭竊，玻璃拉門被人小心地移除，所有的電器都不見了，但除此之外，其他東西都沒被動過。竊賊沒有碰她的衣櫃、抽屜或任何的私人物品，唯一損壞的物品就只有玻璃拉門的鉸鍊，竊賊連個泥腳印都沒留下。翠西本來不太在意，反正一切都有保險。她跟我提到覺得不太方便的地方，大概就是電腦不見了，而且要把所有密碼都改掉實在挺煩的，但整體來說她不覺得有什麼好放在心上的，很快重新買回不見的家電，並修好玻璃拉門。

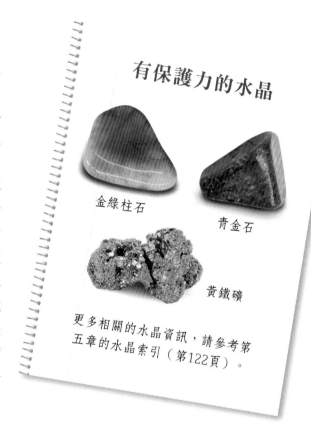

有保護力的水晶

金綠柱石

青金石

黃鐵礦

更多相關的水晶資訊，請參考第五章的水晶索引（第122頁）。

然而幾個星期之後，她回家時發現又被偷了。玻璃拉門同樣被很小心地移走，使用保險理賠重買的物品再次不翼而飛，但還是沒有其他東西失竊！他們沒有動過衣櫃和抽屜，也沒有碰任何私人物品，沒有造成任何損壞，一個泥腳印都沒留下。

這次真的讓她嚇壞了，甚至沒辦法在家裡過夜！我建議她在修好的玻璃拉門旁打造一個碧璽藥輪水晶陣。她用九顆精挑細選的碧璽走過整個流程（大約10分鐘），結束後，她對於待在家裡覺得比較安心了。這就是水晶陣的力量，水晶會運作並改變情勢的能量，打造水晶陣的過程是一種心理賦權，兩者相結合就會產生魔法！

從這以後，翠西家再也沒有遭竊過。

如何打造你的碧璽藥輪

1 先選出一顆非常特別的碧璽水晶代表你自己或你想要保護的東西，例如出門上班時的家、車子或家人，這就是焦點石。接著選出另外八顆水晶組成水晶陣，總共會使用到九顆水晶。九是代表宇宙之愛、因果法則和命運的數字。

2 現在你需要定出方位，可以透過指南針標出實際方位，也可以簡單地對自己說你正在打造一張地圖或一份聲明——這個狀況下，讓北方位在地圖上方就可以了。

當你將焦點石放在地上或某個平面時，請思考它的意義、所代表的人事物、整個水晶陣的目的及你的意圖，思考時間依據個人需求而定即可。然後，依照下述順序，圍繞著焦點石打造一個藥輪：

3 首先，將一顆寶石放在北方，代表神或任何超出你掌握的事物。當你放置這顆碧璽時，請祈求任何你所信仰的神祇或力量保護你（或你希望水晶陣保護的東西）。

6 在東方放置水晶之前，請用四顆剩下的碧璽水晶填補這個藥輪的空隙——東北方、西北方、西南方、東南方。如此一來，在東方安置第九顆碧璽水晶時，它就會成為通往思想、心理、心靈和靈性世界的道路，你也藉此封閉這個圓圈，完成水晶陣，對你想要保護的人事物提供力量。

4 接下來，在西方放一顆寶石，這代表物質世界，通常與金錢、職涯和財務相關，請求任何位在此處的東西保護你。如果你相信自己有守護天使或指導靈，就請祂給予全面的支持；如果你相信不同的領域有不同的守護天使、神靈等存有的話，也可以呼喚祂們。呼喚這個方位的神靈，在你添加每顆水晶時，給予此水晶陣所要保護的目標一些幫助。

5 然後，在南方放一顆寶石，它會連接到任何能給予滋養的事物。對多數人來說，這跟家庭、家人和深愛的人相關。請再次向你位在南方的守護靈祈求幫助。

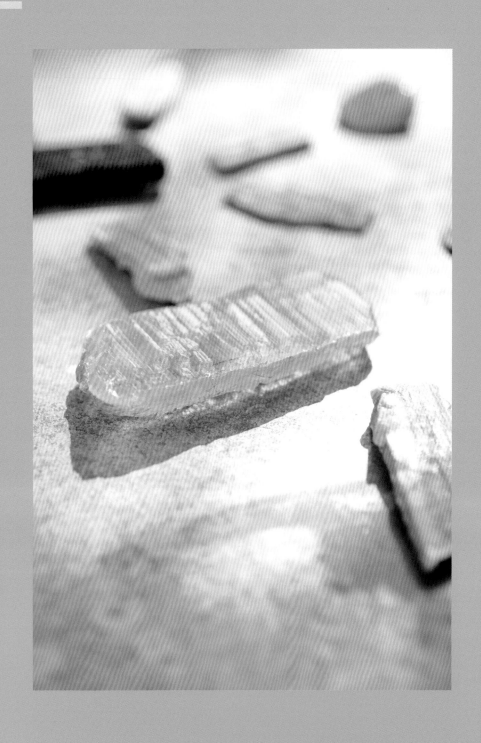

CHAPTER

2 打造水晶陣

準備開始

現在你已經對水晶陣有些許了解，問題是要如何自己打造水晶陣？

你當然可以直接查看水晶陣處方（第46頁），

但我建議你先閱讀這個章節，了解打造水晶陣的基本知識。

首先要選定水晶陣的目的，可以是幫助你找到真愛、療癒自己或他人、事業獲得成功，或任何你想要的事物。請花幾分鐘記錄你對心中所求有什麼想法。

我們到底想從水晶陣得到什麼？你可能會經歷什麼困難？是否有哪個神聖幾何圖形可以幫忙更聚焦水晶陣的能量？什麼顏色或許能提供更多幫助？有些人喜歡在打造水晶陣時，創作一段宣言、一句可以複誦的正面肯定語，來幫助自己聚焦意念，也有些人偏好把它寫在小紙條上，摺好後放在焦點石下方。第三章會更多相關的細節。

下圖：你可以針對任何選定的目的打造一個水晶陣。圖中的天使水光水晶正在與其他水晶一同工作。

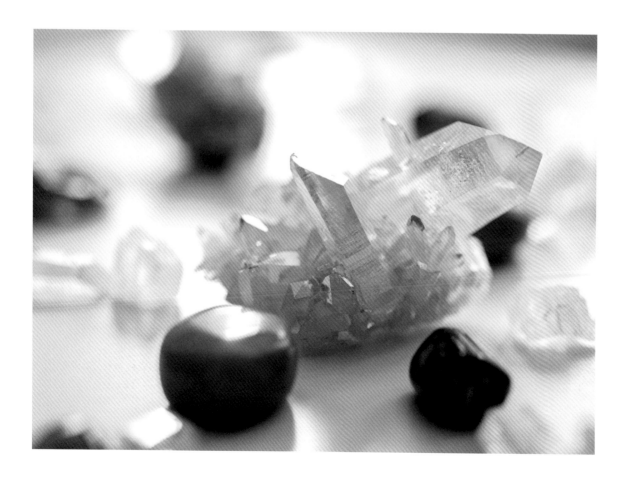

設立你的水晶陣

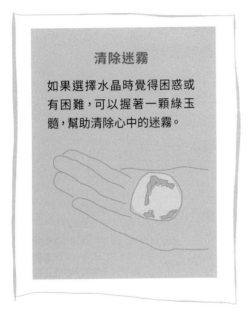

清除迷霧

如果選擇水晶時覺得困惑或有困難，可以握著一顆綠玉髓，幫助清除心中的迷霧。

1 選擇一顆可針對特定目標幫助你的水晶（可參閱第五章）；你也可以直接使用第四章中的水晶陣範例。如果想要自己挑水晶設陣的話，請先選一顆能夠代表你希望擁有的成果，它會成為中心水晶，也就是焦點石。如果選擇過程中遇到困難，可以求助靈擺（第28頁）。

2 思考要在哪裡陳設水晶陣。最理想的情況是放在一個不會被干擾、但方便你隨時啟動、重新補充能量的地方（參考第30頁）。如果找不到這樣的地點，可以改為在托盤上擺放水晶陣，並將它放在一個安全、有需要時可以輕鬆取得的地方。另一個替代方案是找有深度的立體畫框，用重複黏膠等產品將水晶妥善地固定好，然後把畫框掛在牆上。當然也可以用任何你想到的方法保持水晶陣的完整性，並放在安全的地點。

3 淨化所有水晶（請參考第33頁），並專注、有意識地將每顆水晶一一放好，同時將意念聚焦在自己的思緒和所期盼的成果上。在設立水晶陣時，你可以大聲複誦、或在心裡重複默念肯定語。

4 將焦點石放在水晶陣中心以開啟程序。無論你是在使用神聖幾何水晶陣，或是在沒有框架的狀態下自由創造，都一定要先把焦點石放在中央。

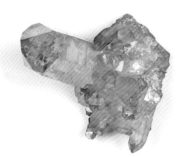

上圖：水光水晶是這個範例中的焦點石，代表此水晶陣的目的。

5 接著，添加第一圈水晶——雖然是這麼稱呼，但擺放形狀不需要是圓的，端看你的設計而定。這些是最靠近焦點石的水晶，將強化並增加焦點石本身含有的能量意義。請記得，擺放時一次僅聚焦於一顆水晶，並在放進水晶陣時大聲複誦或在心裡重複默念你的肯定語。

左圖：在第一圈使用粉晶。第一圈水晶會將更多相關的能量導向焦點石。

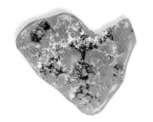

右圖：位在第二圈的綠松石會微調水晶陣。

6 用同樣的方法添加第二圈水晶，可以替水晶陣的能量添加細節，讓它更為聚焦。在擺放每一顆水晶時，請保持專注。

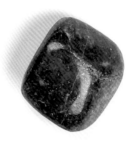

左圖：強化水晶能打造一條意念的通道，範例使用的是青金石。

7 我們接著會在擺好的水晶之間，加上所謂的「強化水晶」，將它們串連起來，幫助水晶陣產生的能量可以更輕鬆地導入焦點石。它們就像前往目標途中的墊腳石，將水晶陣的能量和你的思緒都導向目標。「強化水晶」通常會選小型透明的白水晶，但針對不同水晶陣也會有不同的選擇；通常在一個水晶陣中，建議使用同一種的強化水晶（請參考第五章）。

8 如果這是一個以療癒為目的的水晶陣，你可以放一張療癒對象的照片；如果是跟即將遷入的新住處有關，可以放一張照片。你也可以在紙條上寫下目標，然後放在水晶陣下方或旁邊，幫助你聚焦思緒。

第二圈

第一圈

焦點石

強化水晶

水晶的顏色和形狀

水晶的顏色和形狀會影響水晶陣中流動的能量，

如果你的水晶有尖端，請盡量讓尖端指向焦點石，

或者指向其他能引導到焦點石的水晶。

這就像是在打造一條高速公路，讓水晶的能量可以順暢通行。

水晶會被打磨成許多形狀，例如金字塔形、立方體、梅爾卡巴（Merkaba）或其他幾何形狀和動物樣貌，都可以作為焦點石。下方的表格提供了水晶常見的外型和顏色分類，不過顏色深淺和形狀是有無限可能的，不用太拘泥於此。

聚焦在焦點石

在水晶陣的中心盡量放一顆特別的水晶當焦點石，這是能量集中之處，所以請讓這裡成為明顯的目標，水晶球、水晶簇或單尖水晶柱都是首選。如果沒有的話，還是可以從手上的水晶中選出覺得適合的。當意念聚焦在焦點石，可以賦予其力量，讓它成為對你及水晶陣來說特別的存在。

水晶的顏色及其意義

顏色		意義
紅色		激情、危險、積極性、生存、生命力
橘色		能量、創意、生育能力
黃色		幸福、富饒、智慧
綠色		藝術、情緒、成長、新的開始
藍色		溝通、真相、青春
靛藍色		直覺、靈魂、冥想
紫羅蘭色		靈性、神祕、尊貴

水晶的形狀及其意義

請參考28頁，試著用靈擺觀察不同形狀的水晶所創造出的不同能量模式。

形狀		意義
動物		與寵物連結、圖騰或靈性動物；採取行動
立方體		穩固、支持、可靠、基石
蛋形		生產、創作、新的開始或開創新計畫
心形		愛、人際關係、情緒
梅爾卡巴		洞察、與更高的領域連結
方尖塔		連結物質世界與靈性世界
尖晶柱		聚焦和引導、積極性
金字塔		能量場、療癒、冥想
球形		完整、整體、世界

靈擺探測：選擇水晶的得力助手

如果你在下述過程中對自己的直覺有疑慮
（每個人都有這種時刻，即便是經驗最豐富的人），
這裡有個絕對可靠的水晶小技巧：與你的水晶靈擺多交流，當好朋友！

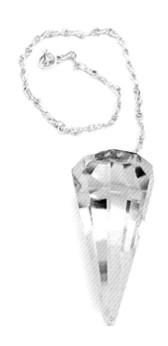

靈擺探測非常簡單，而水晶製的靈擺（有時被稱為探測器）是最容易使用的，因為水晶會放大能量。通常會使用白水晶，但你可以選擇任何喜歡的水晶類型。

如果你不是很肯定的話，不妨去販售靈擺的實體店面拜訪，直接詢問不同的靈擺是否適合你。如果它回答「是」，這就太棒了！如果不是，請把它放回去、試試看另一個。一旦選定了靈擺，你就可以立刻在商店裡運用它選出需要的水晶。你可以將靈擺緩緩掃過一列水晶，找出回應「是」的那些，或將水晶握在手中，詢問靈擺這顆水晶是否就是自己所需。例如，你可以問：「這顆水晶是否適合放在水晶陣中，幫助我＿＿＿＿＿＿＿＿＿＿＿＿＿＿＿（說出該水晶陣的目標）？」

你可以用這種方法尋找全部需要的水晶，或是其中一、兩顆較不確定的選項。靈擺在生活中有很多不同的應用方式，基本上可以回應任何能用「是／否」回答的問題。

靈擺是如何運作的？

你的靈擺會給予明顯可見的回應，其實這是你早已知道的答案。我們可以從兩個角度看待這件事：你內在深處有一部分的自己其實無所不知，又或者內在深處有一部分是與聖靈連結、可以感受到祂們給你的答案。無論你的信仰為何、對象為誰，祂都為你存在。仔細觀察靈擺專家，會發現他們的手臂或手動作很輕微，靈擺的運動跟他們的手勢無關，因為靈擺並不受人為控制。

每個人都有「內在靈擺」，我們內心深處有個聲音會對所有事情表達「是」或「不是」。「女性直覺」就是一種常見的說法，不過這是人人都有的。一般來說，我們只會在極端情況下注意到它的存在，例如感覺到危險時，心裡出現「不妙，快跑！」的不祥預

感，或者在欣喜若狂時也會聽到這個聲音。事實上，內在靈擺時時刻刻都在回應「是」和「不是」，閱讀本書的當下它們也在回應！

使用靈擺時，只是將內在發生的事情呈現在眼前，你該對內在靈擺更有信心，如果更常仔細聆聽的話，它的聲音就會愈來愈清楚。只要經常使用水晶靈擺，一段時間後就會愈來愈不需要它，因為你跟內在靈擺的合作關係愈來愈緊密。雖說如此，我們總是會遇到一些想要回頭詢問水晶靈擺的問題，因為質疑一切是人性的一部分，這也包含質疑自己在內。

你可以經由詢問水晶靈擺兩個簡單但相反的問題，來判斷靈擺怎麼表達「是」和「不是」，例如詢問：「我是女的嗎？」和「我是男的嗎？」或是「草地是綠色嗎？」和「草地是紅色嗎？」問完後要注意靈擺的移動方式，可能會順時針旋轉或逆時針旋轉、前後晃動或左右晃動。請仔細觀察，這些動作一開始可能非常小，但是不用擔心動作的幅度大小，因為愈常使用同一個水晶靈擺，它的反應就會愈來愈明顯。

你也可以詢問其他組擁有明確答案的問題來確認，例如「我的名字是不是XXX？」和「我的名字是不是YYY？」

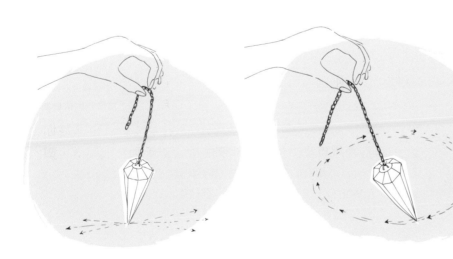

左右晃動的靈擺。　　　　　　　　順時針旋轉的靈擺。

啟動你的水晶陣

只要你很專注並帶著明確的意念設立水晶陣，它就會開始運作。

不過，你還是可以替水晶陣補充更多能量，也就是先啟動每一顆水晶，最後再整體啟動水晶陣。

這能讓你跟每顆水晶連結，並將它們的能量串連至焦點石，為能量流動創造一條渠道。

每顆水晶與焦點石的連結，有助於它們相互溝通，提升整個團隊的表現。

你需要一顆石英大師水晶[5]或水晶杖來啟動水晶陣。石英大師水晶可以是天然的或是人工打磨的，我偏愛使用天然、未經拋光的水晶，因為打磨過的水晶有時很難辨別到底是本來形狀就如此，還是從破碎的水晶或粗石切割出來的。要記得，能量流動的方向與水晶原始生長的方向相同（第14頁），這對大師水晶來說尤為重要，因為我們要用它來聚焦並引導水晶陣的能量。

如果你看到一整排經過切割和打磨的白水晶柱，外觀都相似，那它們從自然完整的單一水晶切割下來的可能性就很低。你要找的是在晶體和尖端的側面有著自然變化的水晶，很少天然水晶的每個面會是幾乎一模一樣的大小。

不過對水晶杖來說，這就沒這麼重要，因為打造者的目的就是要讓能量送到水晶杖所聚焦的方向。

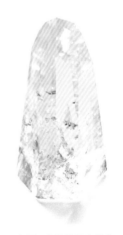

上圖：建議使用自然的白水晶作為你的石英大師水晶。

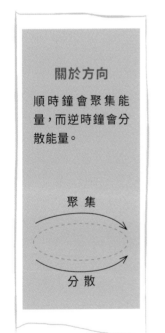

關於方向

順時鐘會聚集能量，而逆時鐘會分散能量。

聚　集

分　散

1 請清除所有不相關的思緒，僅專心在手上的工作。在焦點石上方約五公分的地方握住你的石英大師水晶或水晶杖，慢慢以順時鐘方向小幅度地移動，同時複誦你的正面肯定語。

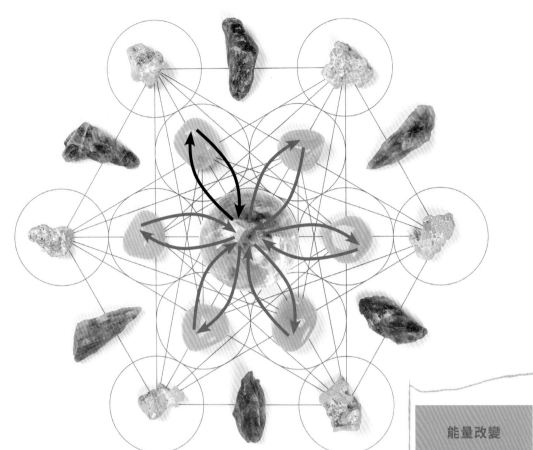

2 當你注意到手中的石英大師水晶或水晶杖的能量改變時，請移動到下一顆水晶，也就是水晶陣內圈的水晶，然後重複順時鐘移動並吟誦正面肯定語。

啟動水晶的順序如下：從中央焦點石開始，移動到內圈上方、然後再次回到焦點石——啟動任何一個水晶之後都必須再次回到焦點石。然後，請順時鐘移到下一顆內圈的水晶，啟動後再次回到焦點石。

每個水晶需要的啟動時間不會超過兩分鐘，如果你覺得沒有感覺到任何改變，可以在幾分鐘過後就轉往下一顆水晶。練習次數愈多，你就愈容易感覺到這些細微的能量變化。

---

5. 譯註：master crystal，通常是白水晶，型態接近水晶柱，此概念由資深水晶療癒師卡崔娜・拉斐爾提出。

能量改變

不同的人會用不同的方式描述能量的改變，你可能會覺得水晶溫度升高或降低、指尖有刺痛感或刺痛感消失、注意到大師水晶和水晶杖的軌跡形狀從圓形變成橢圓形，或移動的感覺從遲滯變成輕鬆快速（也可能是相反）。無論你的感覺是什麼，只需要注意與剛開始進行時不同的感受。

3 內圈所有水晶都被啟動後，繼續用同樣的方式在外圈上所有水晶進行，每次都要回去重新啟動焦點石，強化各個水晶與焦點石之間的連結。

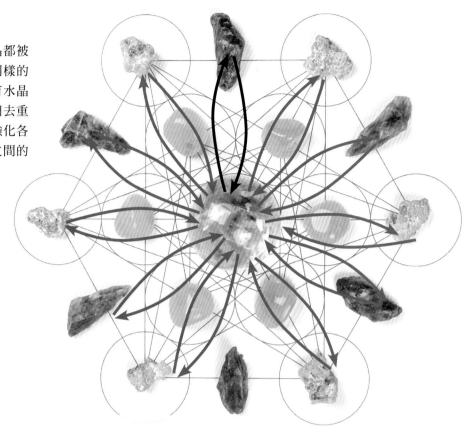

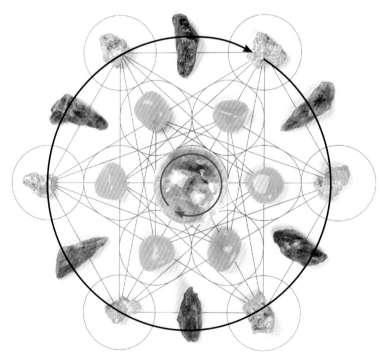

4 當你已經個別啟動每顆水晶，請再針對整個水晶陣重複一次這個流程。從焦點石開始，慢慢順時針移動你的石英大師水晶或水晶杖，直到感受到能量改變。然後，直接移動到最外圈的水晶，在複誦正面肯定語的同時，順時針繞一圈。

淨化你的水晶陣

水晶陣的運作時間會比我們使用單一水晶的時間更長，

所以在談到淨化時，必須用不太一樣的方式處理，

並避免在完成目標之前，會破壞水晶陣的方法，例如將水晶放在流動的水中沖洗淨化。

　　一旦已經設置完成並啟動水晶陣，水晶就會以團隊的形式運作，這時最好不要再去打擾它們。目前最簡單有效的水晶陣淨化方式是透過聲音，我偏好使用丁莎鈸（tingsha，又稱丁夏或碰鈴），但你以可以用簡單的鼓、鈴、頌缽或任何靈性樂器。請在水晶陣的正上方敲擊丁莎鈸（或你選用的樂器），這樣能讓聲波振出這些水晶內停滯的能量。

　　等水晶陣完成了目標，你就可以使用下述的任何方法個別淨化水晶。

淨化水晶

　　水晶需要淨化有很多原因，無論你是對自己或他人使用水晶，它們都會從人身上或環境中吸收能量。水晶可能會蒙上灰塵、失去光澤。水晶需要淨化時可以看得出來——它們會失去光彩、明亮度，甚至失去色彩。需要淨化的水晶摸起來可能會有黏膩感。

好能量與壞能量

　　水晶會自然地從周遭環境擷取能量，任何傳統的水晶淨化方式（無論是日晒法或活水淨化，請參考第34～35頁），目的都是移除額外吸收而且已經不需要的能量。

　　我們經常想要定義能量的好壞，但其實兩者之間沒有差異，能量就是能量，毋須評斷。美國原住民會用黑曜石裝飾狩獵用的箭頭，而療癒師會建議把黑曜石放在腹部以緩解腹痛。古希臘人會使用美麗的白水晶球燒灼傷口，幫助止血或預防感染，但如果把它放在陽光直射的地方，同樣的能量可能會把房屋燒毀。因此，請不要擔心你的水晶是不是帶有不好的能量，它們有的就是「能量」本身，淨化水晶可以幫助釋放累積的能量，讓它們準備好進行療癒工作。

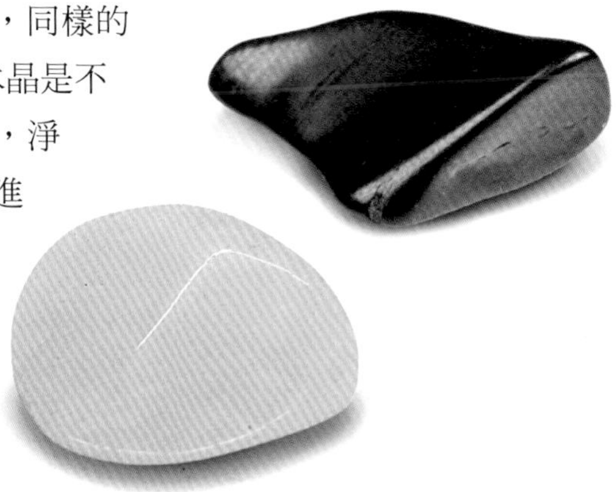

右圖：沒有所謂的好水晶或壞水晶；黑煤玉（上方）和透鋰長石都是療癒能量的渠道。

清除灰塵

　　灰塵確實會在水晶上堆積，而灰塵的靜電電荷會影響水晶特殊能量特質。滿是灰塵的水晶運作效果無法與淨化過的水晶相比擬，同時灰塵也會阻礙光線，減少水晶可以集中的光子數量。如果要清除灰塵，請用一枝軟毛刷輕輕地刷你的水晶，化妝刷具或小型畫筆都很適合。請定期清潔，避免灰塵堆積。

淨化方式

　　你可以把水晶放在裝有水和一點點溫和清潔劑的碗裡，接著用清水仔細地沖洗，讓它們重拾明亮風采。讓你的水晶自然風乾，或用軟布輕輕拍乾。

　　這裡列出其他淨化水晶的傳統方式。如果你的水晶會溶於水，就不要選擇需使用水的清潔方法！

◇ **流水**：握著水晶，在流動的水中停留幾分鐘。如果這顆水晶最近頻繁使用或久未清潔，可能需要停留更長的時間。

◇ **月光**：將水晶放在月光下，滿月或新月的日子特別適合。

◇ **土壤**：將水晶埋在土裡一到兩個星期，或一到兩個月亮週期。在滿月的日子埋入，並在新月的時候取出。

◇ **水晶淨化**：將水晶放在紫水晶床、石英晶簇或晶洞中。

◇ **陽光**：將水晶放在陽光下，你也可以在水洗水晶之後利用陽光晒乾它們。但是要注意，石英類水晶（特別是水晶球）會集中太陽的輻射能，可能有引起火災的風險。請採取適當的預防措施，而且無論時間長短，都不可以在無人注意的狀態下把石英類水晶放在陽光下，也不要把它們放在任何易燃物品附近。

◇ **聲音**：利用誦念、擊鼓、頌缽或丁莎鈸祛除水晶中不需要的振動。

◇ **呼吸或光**：讓水晶暴露在你的呼吸或光線下，你也可以對著水晶使用靈氣。

◇ **煙燻**：用燃燒乳香、檀香或鼠尾草的煙霧圍繞你的水晶，你也可以用整捆的香草束來進行（香草束指的是一小捆香草，可以透過燃燒進行淨化儀式）。

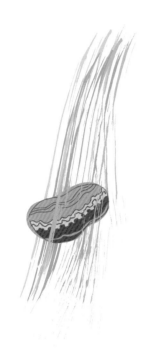

你可以用流動的水淨化水晶。

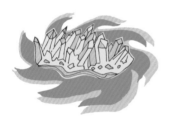

利用陽光淨化白水晶時務必要小心，可能會引起火災。

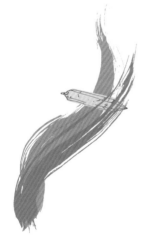

如果要使用煙燻法，乳香、檀香和鼠尾草的煙霧是最適合的。

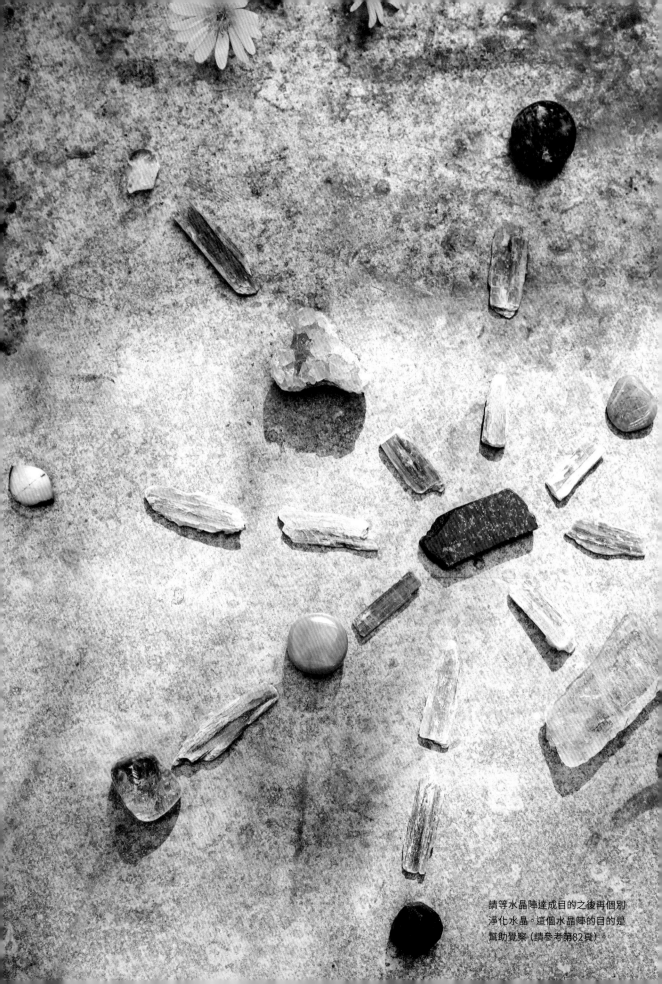

請等水晶陣達成目的之後再個別
淨化水晶。這個水晶陣的目的是
幫助覺察（請參考第82頁）。

活化的水晶陣

你可以利用水晶陣和精心挑選的焦點石來「活化」一個事件、想法、概念或目標，這能夠讓你取得進展，加速並提升整體程序。水晶陣對於尚未完全成形的概念、想法或距離你有一定時間和空間的事件特別有幫助，例如找到一個停車位（在英國很重要，但在你居住的地方可能就不是問題）、烤一個完美的蛋糕或在冥想中找到一個答案。

你會需要六顆白水晶柱和一顆焦點石，請選一顆能在水晶陣中協助你達成特定目標的水晶（請參考第五章）。我們之所以使用六顆水晶，是因為可以代表白水晶天然擁有的六個面，與此同時六是代表療癒的數字，而白水晶也是典型的療癒水晶。

有助活化想法的水晶

焦點石：
紫水晶

白水晶柱

請將水晶柱的尖端朝向內擺放，並放在六邊形的六個角上，你也可以在紙上畫好六角形，再將水晶放上去。現在，將焦點石放在水晶陣的中央，可以添加一張相關的照片或一段需求文字。有些人喜歡將水晶固定在位置上，如果你想這麼做，建議使用重複黏膠或雙面膠等比較不會傷害到水晶的產品，如果真的想要使用更牢固的黏著劑，請溫柔對待你的水晶夥伴。等你覺得擺好了之後，就可以向水晶提出請求，在這個範例裡可以說「請幫我找到停車位」。由於這是個長期設置的水晶陣，它就會一直幫你找到停車位！

請記得，對水晶陣來說沒有甚麼想法或願望是太過輕如鴻毛或重於泰山的，水晶陣的可能性是無窮無盡的，這正面的成果會讓人生更加輕鬆幸福。

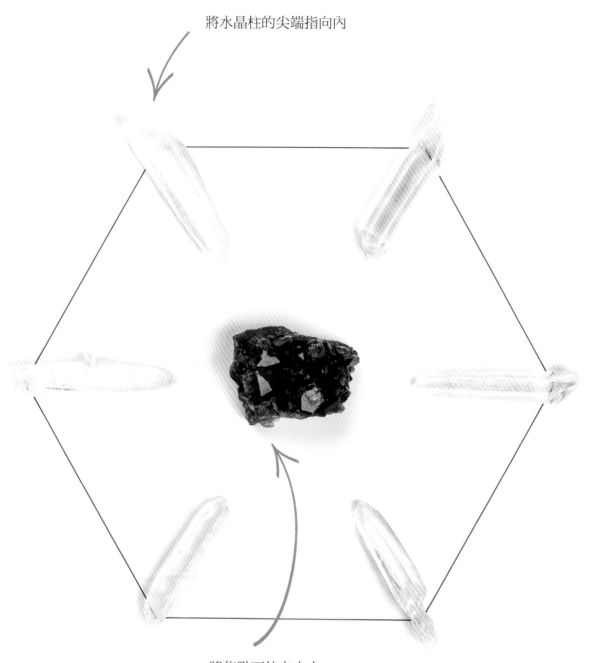

將水晶柱的尖端指向內

將焦點石放在中央

3

意念設定

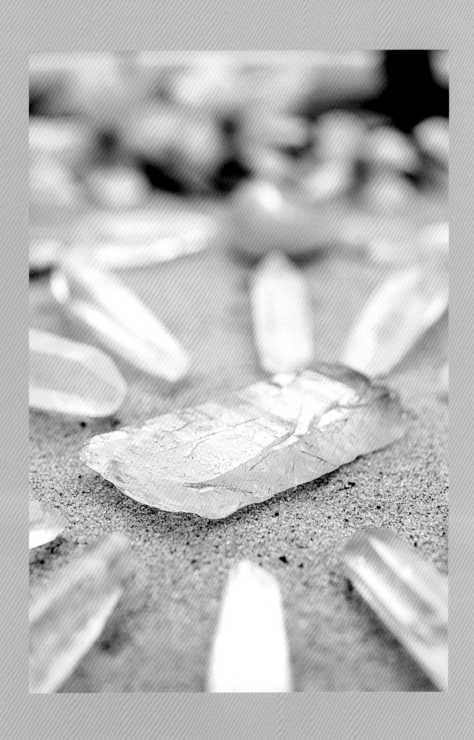

準備工作

意念不僅在設立水晶陣時非常重要,對你每一天的生活也很重要,
它會告訴宇宙你打算做什麼,即便今天可能不太順利。
設定意念很簡單,只要清理並全神專注地設定好你的期望,
也正是因為如此,意念成了非常強大的工具。

我們有時候會覺得自己非常渺小,或覺得對於當下、身邊的人毫無影響力,例如操心孩子出去旅行或是另一半出差會不會遇到意外。我們覺得被卡住、無力甚至深陷其中,無法自拔。之所以會出現這些感覺,是因為頭腦正在告訴我們自己什麼也做不了、很無助、沒用、沒意義,自然會令人十分沮喪。這些想法讓我們覺得難過、低落、沮喪,如果持續下去就會導致身心不和諧,最終以疾病的形式展現。即便內心深知其實不然,你當下依然會覺得既然能做的不多,好像只能依靠「擔憂」這個行為來解決問題。

請停止繼續這樣想了!該是設立水晶陣的時候了,要好好利用這股創造「擔憂能量」的能力,讓水晶陣充滿力量,幫助你的宇宙重新正常運轉。

將意念灌注到水晶陣,所能帶來的強大效果包含鎮定、放鬆、紓緩壓力、改善皮膚狀況。消化問題會緩解或消失,也可能消除輕微的疼痛或不適,有時候長期的慢性病會意外好轉,你的思緒會停止漫無目的地發散,讓你可以好好思考、專注,恢復到正常狀態。

為了方便說明,我會將過程分成幾個步驟。首先,請挑適當的時間,找一個不會被打擾的地方。建議讓旁人知道現在「請勿打擾」,除了張貼小告示之外,也可以告訴家人、朋友或室友,並確保小孩或寵物這段時間有其他事可做,不會跑來打擾你,也記得將手機關機。這幾個步驟本身就是很實用的練習,雖然創造屬於自己的時間和空間不容易,但是最終能帶來的好處是很值得的。一旦熟習之後,你隨時可以在這個不受外界打擾的小天地盡情享受。

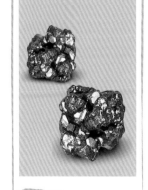

外在干擾

如果你面臨外在干擾(例如吵鬧的鄰居),可以將黃鐵礦放在噪音會傳來的窗戶、門或牆邊。幾分鐘內,那些干擾你的聲音就會神奇地停止。

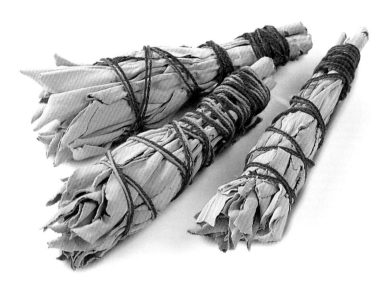

如果這個空間平常有其他用途，例如是臥室、辦公室、遊戲空間或餐廳，可能會需要先進行一些能量清理，好讓它在這段時間內完全屬於你。方法有很多，最可靠的就是焚燒鼠尾草並將煙霧引導至空間裡每一個角落，傳統上會搭配羽毛或羽毛扇，淨化空間中不需要的能量；燃燒鼠尾草的時候，請拿容器承接餘燼，傳統上會使用貝殼（我使用鮑魚貝）。淨化儀式中，鼠尾草代表土元素，羽毛代表風、煙霧代表火、貝殼代表水。

上圖：鼠尾草香草束非常適合淨化空間中不必要的能量。

美洲印地安人的習俗相信，羽毛會將祈禱文帶給大靈，而儀式用的羽毛扇通常是用老鷹或紅尾鵟的羽毛製成，因為牠們飛得最高，能夠將祈禱文帶到最靠近大靈的地方。（請注意，老鷹羽毛的交易受到瀕臨絕種野生動植物國際貿易公約〔CITES〕的保護，因此市售的羽毛扇和羽毛多是使用仿製的天然或染色羽毛。）

你也可以經由擺放水晶、鮮花、色彩繽紛的小東西、對你來說很重要的人物或地點的照片，讓這裡成為一個特別的空間。你現在已經準備好要開始了！

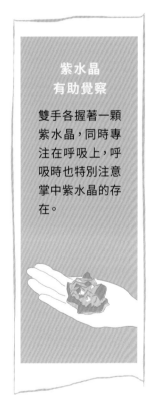

紫水晶
有助覺察

雙手各握著一顆紫水晶，同時專注在呼吸上，呼吸時也特別注意掌中紫水晶的存在。

平靜

在當今紛擾的世界中，想找到內心的平靜可是一大挑戰，不過找到內在平靜不僅對設立水晶陣很有助益，對日常生活也能帶來很大的好處。首先要做的就是呼吸——認真呼吸，而且是有意識地認知到自己在呼吸。慢慢地吸一口氣，在腦海中觀想空氣經過鼻尖、進入鼻腔、直達喉嚨後方，緩緩順著氣管下降，充滿整個肺部。這樣做幾次深呼吸，當你能夠慢下腳步，就會留意到周遭的環境也變得更放鬆、不再急躁。

清晰

下一個挑戰就是讓腦袋完全擺脫日常煩惱。你需要挑選一顆冥想水晶，種類和形狀不拘，我自己喜歡用天然的透明雷姆利亞水晶[6]進行冥想，但偶爾也會針對不同的冥想課題選擇其他水晶。

先握著你的冥想水晶並仔細觀察，記住它的樣貌並將影像留在腦中。然後閉上雙眼，在心中想像這顆水晶，如果影像不夠清晰，請打開雙眼再次觀察，重複這個動作，直到你可以在心中清楚描繪出水晶的樣貌。只要頻繁練習，就會愈來愈簡單，你對這顆水晶會有透澈的了解，甚至不需要接觸實體就可以在腦海裡呈現水晶的模樣。

現在請在腦海中觀想冥想水晶，看著它以非常緩慢的速度旋轉。與此同時對自己的所有思緒保持覺察，接著將注意力放在其中一個思緒上，觀想這個想法飄向水晶然後消失在其中，就好像這顆水晶有吸收思緒的魔力。呼吸，專注於另一個思緒，觀想它飄向緩慢旋轉的水晶，然後消失。重複這個過程，一次處理一個，直到腦中再也沒有任何雜念，思緒非常清晰，已經準備專注在下一個功課。

專注

感到平靜且思緒清晰之際，就可以開始設定你的願望了。你必須處在平靜和清晰的狀態，否則生活中的各種思緒、感覺、記憶、內心小劇場都會有所影響，降低意念的力量。

拿起紙筆，聚焦在水晶陣所要處理的單一目標，例如一個新工作或一段新關係、療癒自己或他人等等，然後將它寫下來。接著，將注意力集中在這個單一目標上，直到心中浮現其他字句，將之寫在紙上，再把注意力拉回水晶陣的目標，重複數次，讓更多字句出現，直到你認為已經清楚了解自己的意圖為止。這些筆記充滿力量，我們將原本困住你的「擔憂能量」，轉變成能帶來行動力的超級工具！

琥珀的支援

琥珀能提升記憶，如果無法隨身攜帶你的冥想水晶，可以改成攜帶一小顆琥珀，幫助你回想冥想水晶的樣貌。

---

6. 譯註：Lemurian crystal，最早是在巴西的一處礦區發現，據信此水晶內含超自然古文明雷姆利亞的訊息和能量。

雖然現在是科技發達的二十一世紀，但紙筆仍扮演非常重要的角色，你的能量可以透過墨水和寫作的這個行為顯化出來。如果你必須透過電腦、平板電腦、手機或其他3C裝置進行這項工作，請記得要印出文件，才能達到類似的效果。

一旦你心中已經存有清楚的意念，請試著將它濃縮成簡單的一句話，方便在啟動水晶陣時反覆念誦。例如，你希望找到一間適合你與家人居住的四房住宅，有花園、位在好學區、鄰近商圈、交通便捷，這句頌詞可以簡單如「幫我找一個新家」。因為所有細節都已經包含在你的思緒和筆記中，所以這句「幫我找一個新家」就涵蓋了四個房間、花園、社區類型、學區、商店、交通等等你思考過的細節。

拿起你的石英大師水晶並對著它誦念這段新頌詞，不管是大聲念出來或是在心中默念都可以。一段時間後，石英大師水晶會讓你知道它已經收到訊息了，可能會開始嗡嗡作響或低鳴、振動或變得更閃亮——無論是什麼，你都會注意到這個信號，代表你可以準備啟動水晶陣了。

下圖：當石英大師水晶了解你的意念時，它會讓你知道的。

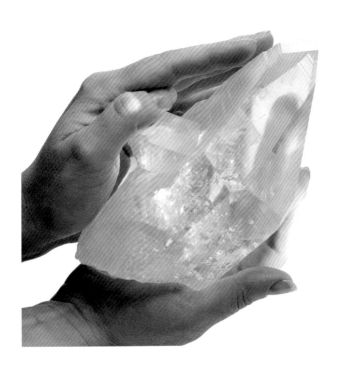

右圖：就像是運動團隊，每個水晶在水晶陣裡都有自己的角色。圖中這組水晶陣會為你帶來洞見（請參考第104頁）。

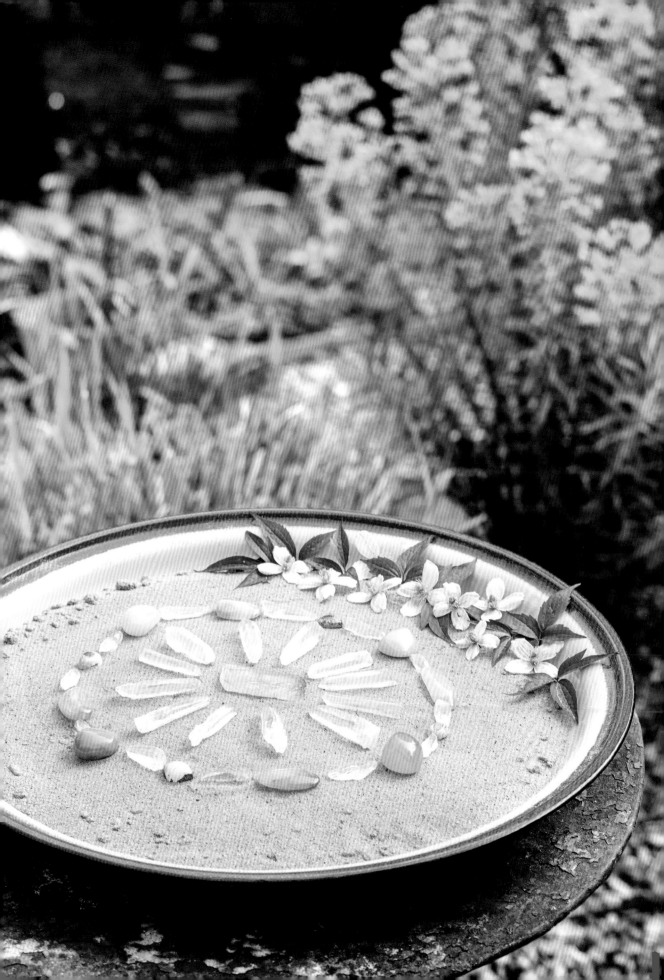

如何打造一個脈輪療癒水晶陣

這個水晶陣可以進行療癒，對象不拘，也很適合用來維持健康、驅逐蚊蟲和避免感冒。你可以使用我建議的水晶，或針對每個脈輪自行選擇水晶。如果是為了療癒特定症狀，建議選擇有助改善此狀況的水晶，可參閱第五章。

請以百分之兩百的倍率影印本書第145頁的範本，或從www.thecrystalhealer.co.uk下載列印（詳情請參考第143頁）。同時確認手邊有需要的水晶，如果你打算使用我的配方，會需要紫水晶、青金石、藍紋瑪瑙、孔雀石、黃水晶、紅玉髓、紅碧玉和二十八顆白水晶。

對設立脈輪療癒水晶陣來說，清空思緒並聚焦意念非常重要（可回頭參考第三章）。當你全神貫注於當前的工作之後，請在每個脈輪放上脈輪水晶，第一個是頂輪的紫水晶、眉心輪的青金石……以此類推，直到七個脈輪都放置完成。現在，每個脈輪周圍都放上四顆白水晶，尖端要朝向脈輪水晶，形成一個十字形。這能更增強你的意念，並讓每顆脈輪水晶的能量更集中。

請專心且細心地擺放每顆水晶，等全都放好就完成了這個脈輪療癒水晶陣。你可以放在不會被干擾的地方，讓它繼續運作，或是參考第30頁來啟動這個水晶陣，帶出更多力量。

這個水晶陣會持續給予療癒能量，端看你希望持續多久，但我仍建議三不五時就重新啟動這個水晶陣，特別是當你特別需要療癒的時候。

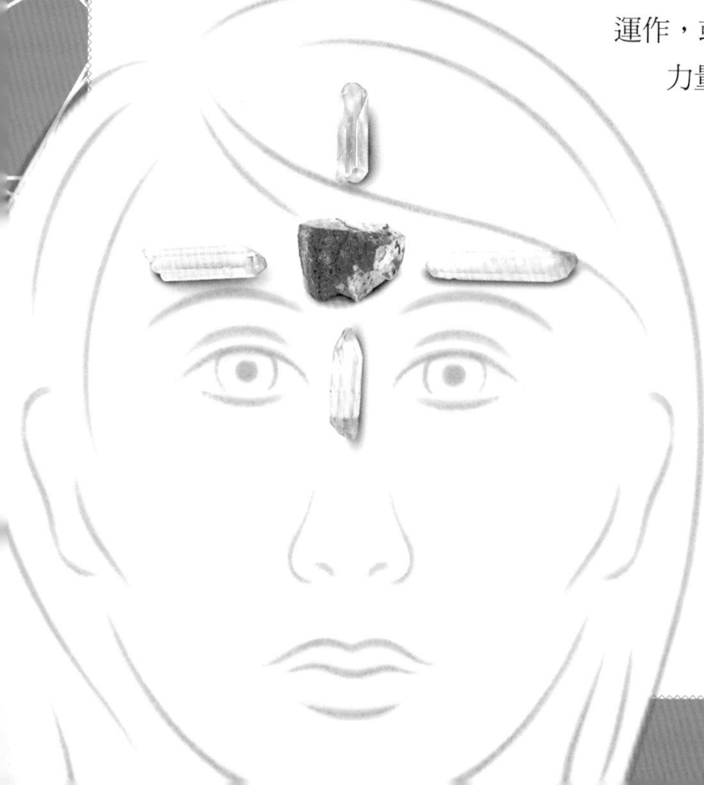

左圖：在每一顆脈輪水晶周圍放上四顆白水晶。

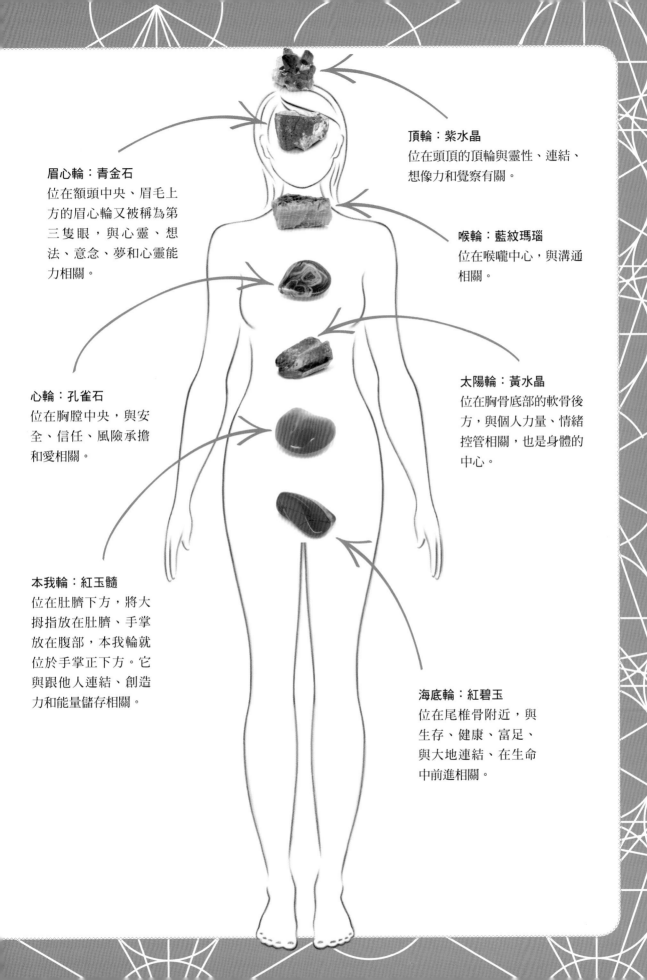

頂輪：紫水晶
位在頭頂的頂輪與靈性、連結、想像力和覺察有關。

眉心輪：青金石
位在額頭中央、眉毛上方的眉心輪又被稱為第三隻眼，與心靈、想法、意念、夢和心靈能力相關。

喉輪：藍紋瑪瑙
位在喉嚨中心，與溝通相關。

心輪：孔雀石
位在胸腔中央，與安全、信任、風險承擔和愛相關。

太陽輪：黃水晶
位在胸骨底部的軟骨後方，與個人力量、情緒控管相關，也是身體的中心。

本我輪：紅玉髓
位在肚臍下方，將大拇指放在肚臍、手掌放在腹部，本我輪就位於手掌正下方。它與跟他人連結、創造力和能量儲存相關。

海底輪：紅碧玉
位在尾椎骨附近，與生存、健康、富足、與大地連結、在生命中前進相關。

Chapter 4

水晶陣處方箋

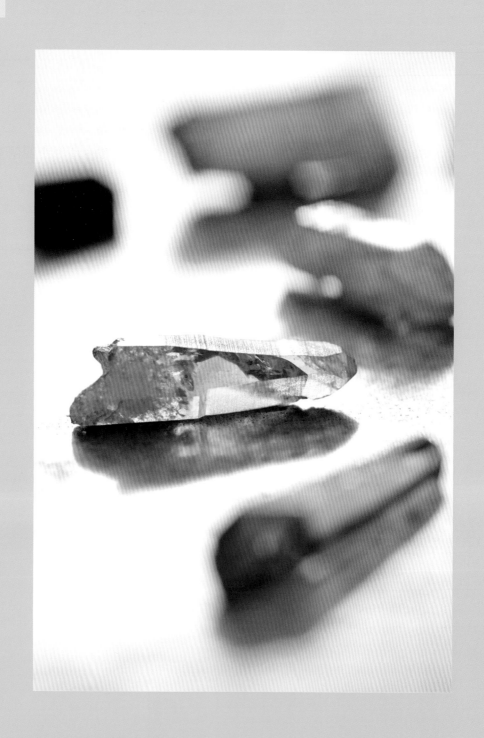

如何使用水晶陣處方箋

這些水晶陣處方箋可以幫助你面對人生的挑戰。

如果處方中使用到你沒有的水晶，可以先用手邊有的，設立簡化版的水晶陣。

等得到其他水晶時再逐一添加，比起慢慢湊齊所有水晶，

這樣做會讓你更快獲得幫助。

　　本章收錄了五十個水晶陣，區分成生活、靈性、情緒和生理健康四個領域，並提供簡明易懂的圖解說明，引導你設立水晶陣。

　　設立水晶陣的過程中，專注於你的意圖非常重要，如同第三章所述，請選擇適當的時間和地點，告知旁人「請勿打擾」，也別忘了關掉手機！

　　從選擇你所需要的水晶陣處方箋開始，針對你想處理的狀況寫下想法和感覺。你真正想從水晶陣得到的是什麼？前進的路上是否有阻礙？

　　水晶陣形會是不同的幾何形狀，可以參閱第143到155頁的〈神聖幾何〉章節，用影印機印出來，如果可以的話請將圖形放大。你也可以從我的網站免費下載：www.thecrystalhealer.co.uk。有些水晶陣沒有固定的陣型（也就是採自由形式），本意就是為了方便你隨時隨地自由創造。你也可以用有顏色的紙張列印水晶陣版型，隨心所欲挑選喜歡的顏色即可。

　　別忘了寫下要複誦的肯定語或正向宣言，可以將它墊在水晶陣下方，幫助你集中思緒，例如愛情水晶陣（請參考第96頁），宣言可能就是簡單的「愛、愛、愛」，或是更明確的「幫我找到一個理想伴侶……」（接著列出理想對象所具備的特質）。你也可以多放一張照片，比方說在設立健康與療癒水晶陣（請參考第119頁）時，心中所想幫助的人或寵物。

　　當你準備好，請摒除所有雜念，全神貫注，做一個深呼吸，然後在吐氣時將焦點石放在水晶陣正中央，開始整個程序。

　　接著遵循第24到25頁的指示，完成剩下的水晶陣。請記得，一次僅專心於一顆水晶，接著深呼吸，然後在你將水晶放入水晶陣的同時，大聲重複或默念你的肯定語。

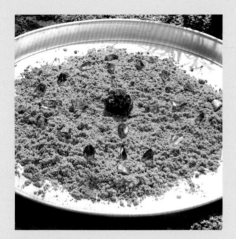

正義，第56頁

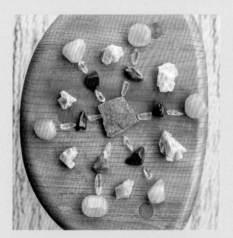

孩童，第58頁

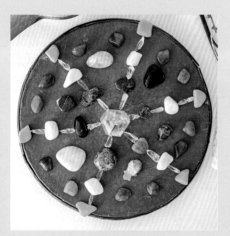

學習，第60頁

提升生活

職涯

無論你是要開始一份新工作、休息一段時間後重返工作崗位、改變職涯方向或者開啟另一段嶄新的職涯，都可以用這個水晶陣帶來清晰的思緒，並為你的意念注入力量。

水晶小提示

你可以使用任何大小的白水晶。在這個水晶陣中，我用了六顆大的和十二顆小的。

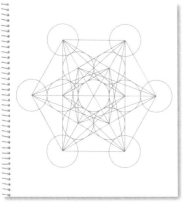

神聖幾何
麥達昶立方體（請參考第155頁）

焦點石

黃水晶

第一圈水晶

鈦石英×3

大黃蜂石
（Bumble bee jasper）×3

第二圈水晶

赤鐵礦×3

雪白石英（白石英）
×3

強化石

白水晶×18

豐盛

不管是什麼，只要你需要更多，都可以帶進生命中。無論是豐沛的財富、朋友或樂趣，這個水晶陣都能提供幫助。

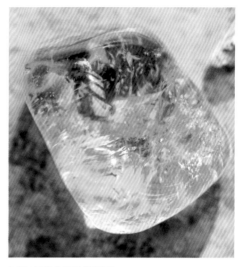

上圖：以黃水晶作焦點石。

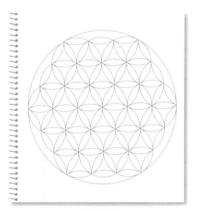

神聖幾何
生命之花（請參考第154頁）

焦點石

黃水晶

第一圈水晶

黃水晶×6

第二圈水晶

紅寶石×6

虎眼石×6

第三圈水晶

黃水晶×5──
四個方位各放一顆，
剩下的一顆可隨意放置。

磁鐵礦

透視石

精靈水晶

太陽石

虎眼石

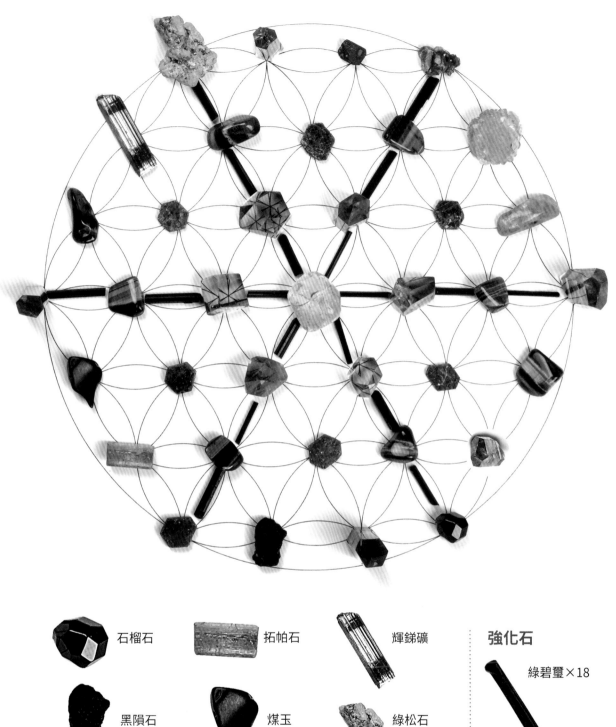

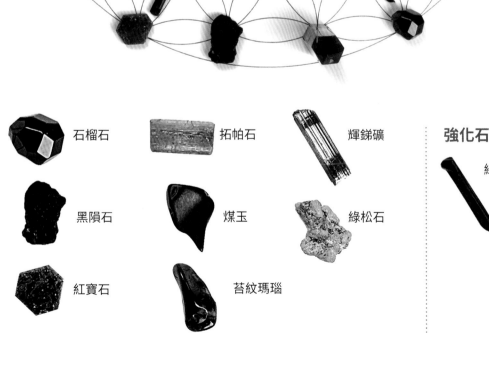

石榴石

拓帕石

輝銻礦

強化石

綠碧璽×18

黑隕石

煤玉

綠松石

紅寶石

苔紋瑪瑙

創意

寫作、藝術、設計、音樂、舞蹈、表演……任何形式的表演或展示都可以從這個創意能量的療癒水晶陣獲得助益。

第一圈水晶

從焦點石開始依照下述水晶的次序進行排列：

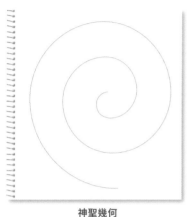

神聖幾何
螺旋形（請參考第151頁）

焦點石

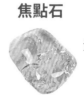

黃水晶

 冰晶石
（Cryolite）

 螢石

 黃鐵礦

 綠松石

 鉻鉛礦

 亞歷山大石

 石英

 鳳凰石

 紅寶石

 黑色月光石

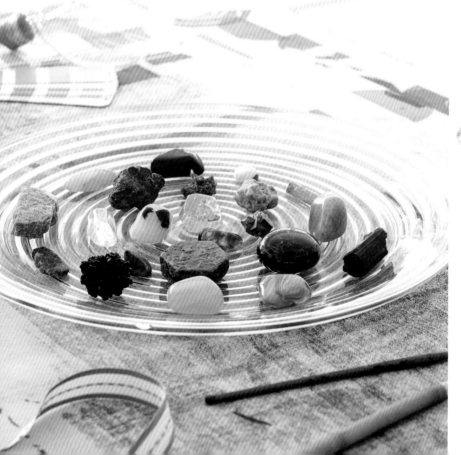

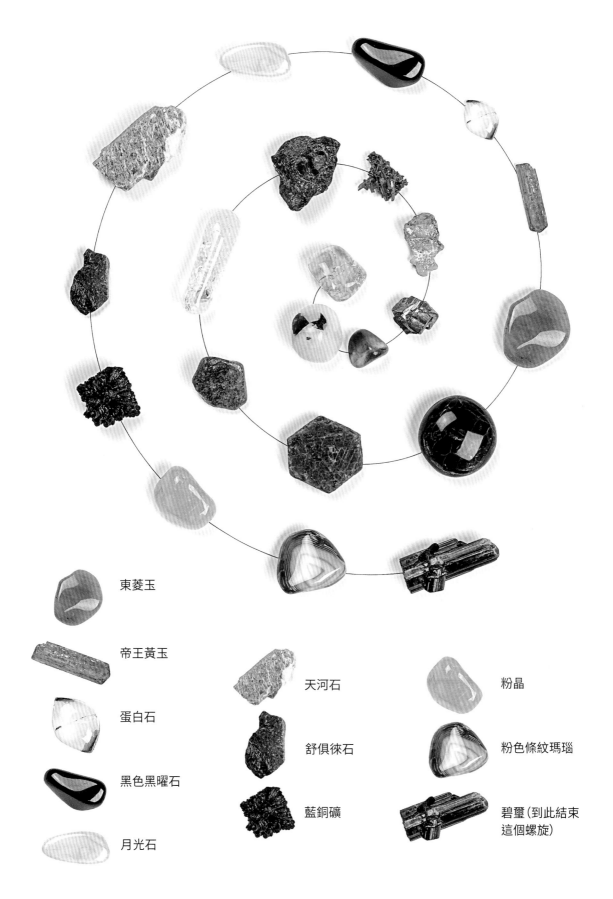

東菱玉

帝王黃玉

蛋白石

黑色黑曜石

月光石

天河石

舒俱徠石

藍銅礦

粉晶

粉色條紋瑪瑙

碧璽（到此結束這個螺旋）

公開演講

再出色的演說家登台前都可能會感到緊張，若你是毫無經驗的新手，真的嚇到發抖！
站在眾人充滿期盼的目光前，可能會讓你想要轉身逃跑……

神聖幾何 自由形式

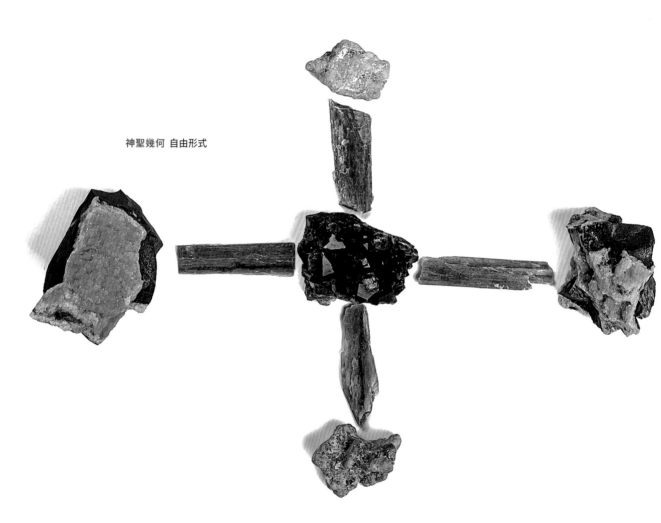

焦點石

紫水晶

第一圈水晶

綠松石×2

龜背石×2

強化石

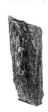

藍晶石×4

解決問題

它可幫助你找到需要的答案！許多人說使用這個水晶陣之後，答案就會自然而然地浮現在腦海中，好像自己本來就知道──沒錯，我們的潛意識本來就有解答了。

神聖幾何
麥達昶立方體
（請參考第155頁）

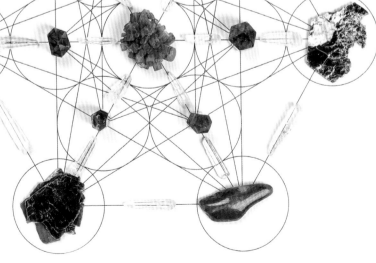

焦點石

霰石

第一圈水晶

黃水晶×6

第二圈水晶

條紋紫水晶

玉

粉色條紋瑪瑙

鉀雲母
×3──
請放在這一圈
其他水晶之間

強化石

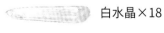

白水晶×18

這個水晶陣曾在第17頁出現過。

正義

這個水晶陣會幫助你將心思放在獲得公平的結果，不僅適合重大法律訴訟，也適用於家人、朋友或鄰居之間有紛爭的時候。如果你自己正在打官司，可以獨自設立這個水晶陣；但如果涉及其他人（例如家人或朋友），請試著跟他們一起進行，讓大家都能得到公平公正的結果。

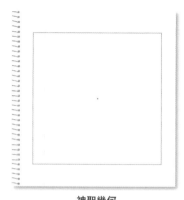

神聖幾何
正方形（請參考第150頁）

焦點石

紫水晶

第一圈水晶

玉×4──請放在正方形的四個角上

強化石

紫水晶×20

這個水晶陣曾在第48頁出現過。

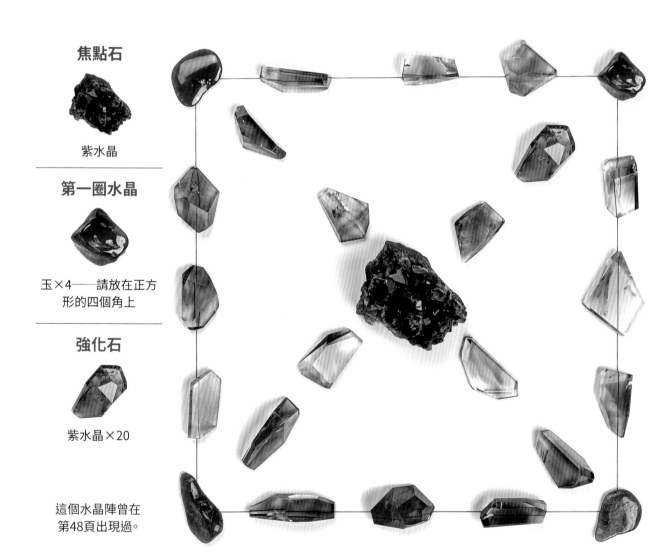

關係連結

當今社會中，人際關係的力量似乎必不可少，無論是面對面或透過社交媒體、一對一或在群體中皆然。只要專心於設立並啟動這個水晶陣，你就能看到這些連結開始浮現！

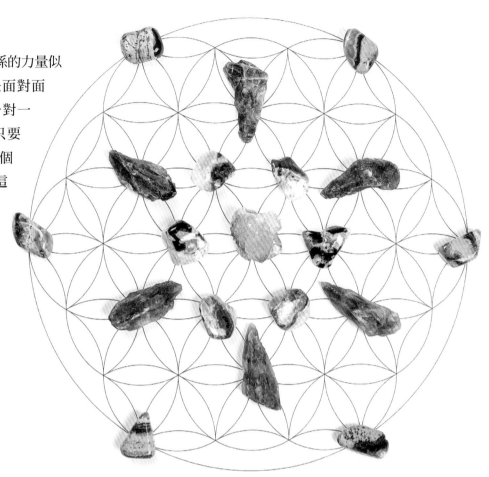

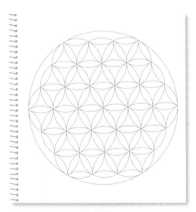

神聖幾何
生命之花（請參考154頁）

焦點石

精靈水晶

第一圈水晶

紫蛋白石×6

第二圈水晶

超級七×6

第三圈水晶

大黃蜂石×6

孩童

孩子可以成為你生命的快樂泉源，也可以成為你往後至少五十年的擔憂來源！你想要保護他們免於傷害，又想給予他們探索自我的自由；你既不希望他們離開視線，卻又希望他們可以大膽冒險。有孩子的生活就是這麼充滿矛盾。除了傳授他們你吃過苦頭才學到的知識和智慧，也要讓他們能夠站在你的肩膀上成長，而非揠苗助長。你需要在孩子的人生旅途上養育並保護他們，並找到同時適合親子雙方的方式。

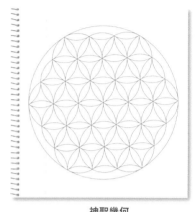

神聖幾何
生命之花（請參考154頁）

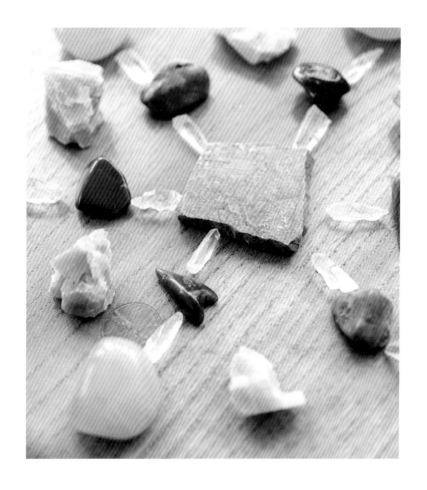

焦點石

舒俱徠石

第一圈水晶

紅碧玉×2

鳳凰石×2

玉×2

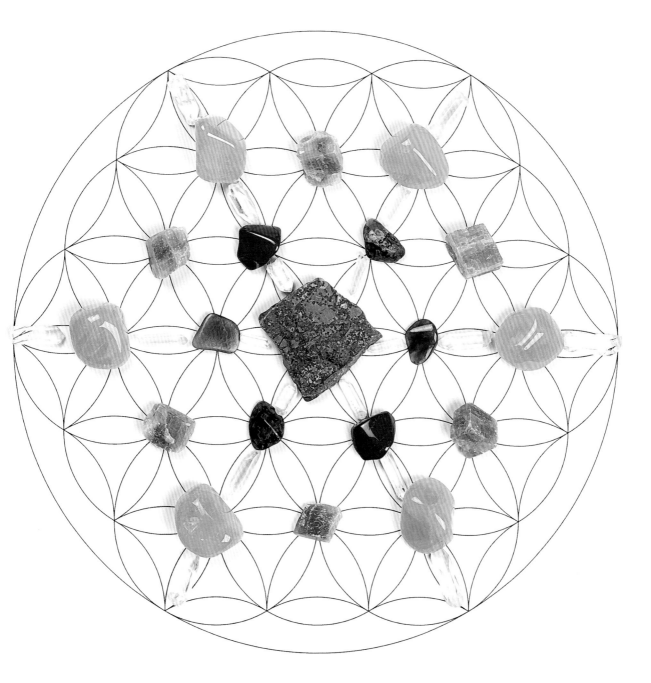

第二圈水晶

藍色方解石×6

粉晶×6

強化石

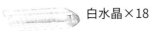

白水晶×18

這個水晶陣也可以
在第48頁看到。

學習

無論你正在準備考試、單純想學習新知，或是正在進行其他形式的學習，
這個水晶陣都能帶來助益。它可以讓你清除雜念，
將注意力聚焦在手邊的工作，好好吸收並牢記學到的內容。

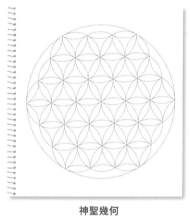

神聖幾何
生命之花（請參考154頁）

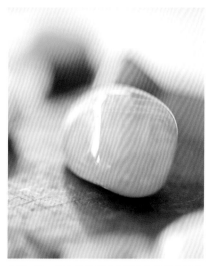

上圖：第二圈中的月光石能幫助你進入專注的
學習狀態。

焦點石

 黃水晶

第一圈水晶

 舒俱徠石

 玉

 紅寶石

 海水藍寶

 鋰雲母

 黑曜石

第二圈水晶

 青金石

 月光石

 黑曜石

 藍寶石

 綠松石

 摩根石

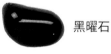 雪白石英
×6──放在這
一圈的每顆水晶
之間

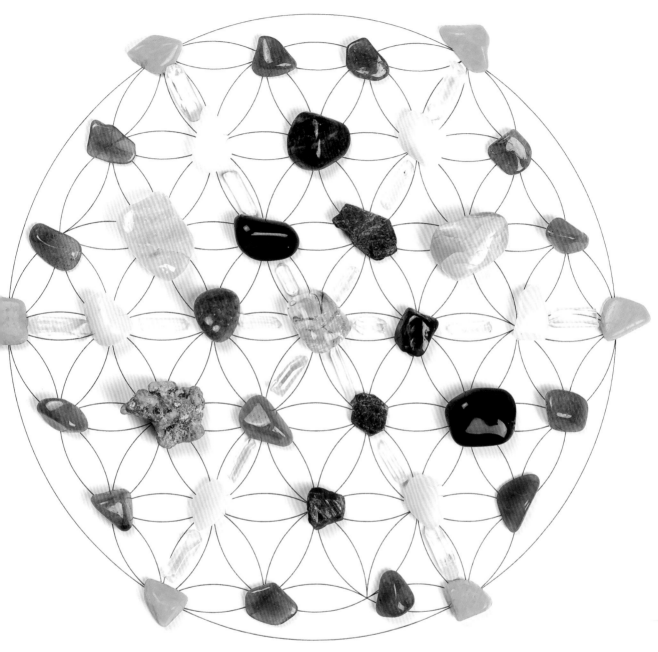

第三圈水晶

 天河石

 東菱玉

強化石

 白水晶×18

第48頁也可以看到這個
針對學習成效的水晶陣。

領導能力

當你需要挺身而出、一馬當先時，需要有猛獸般的力量，同時保有天使般的溫柔，才能帶領團隊面臨當前挑戰。這就是設立領導能力水晶陣的最佳時刻。

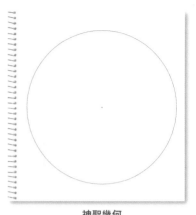

神聖幾何
圓形（請參考第143頁）

焦點石

東菱玉

第一圈水晶

黃鐵礦×8

強化石

東菱玉×20

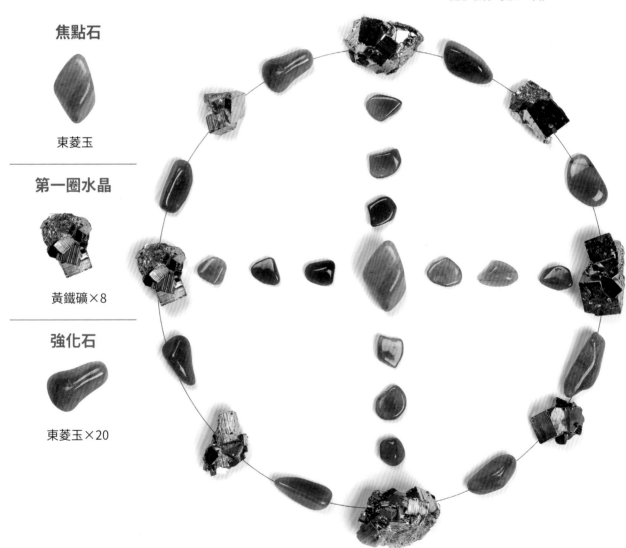

教學

你在分享知識的時候需要信心嗎？你是否需要使用不同的方式或不同的場地教學？不妨在備課、練習和授課時設立這個水晶陣，將你教學上的精華注入這個水晶陣和教學空間。

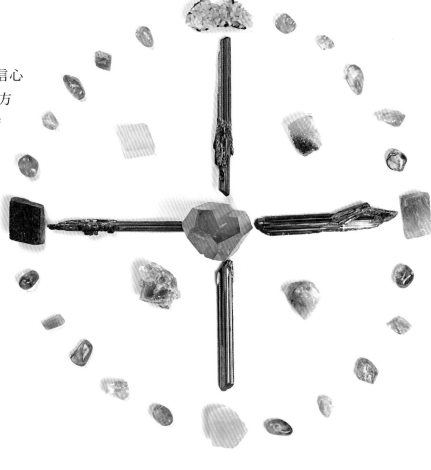

神聖幾何
自由形式

焦點石

黃水晶

第一圈水晶

藍色方解石

綠色方解石

金色方解石

紅色方解石

第二圈水晶
請放在四個主要方位上

白色方解石

橘色方解石

黑色方解石

蜜糖方解石
（琥珀方解石）

請間隔排列以下兩種水晶

黃水晶

藍色方解石

我在四顆主要方位的方解石之間放了五顆寶石，但你可以根據手邊擁有的數量和空間大小，自行斟酌使用數量。

強化石

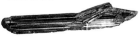

輝銻礦×4

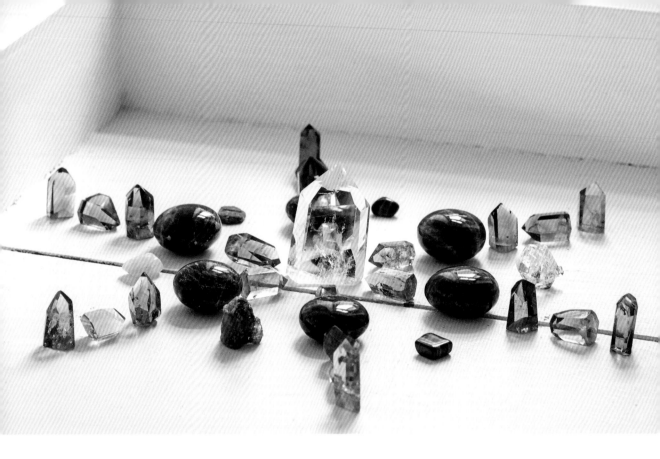

新的開始

生活中總是會有需要這個水晶陣的時候，可能是關乎一份新工作、轉換職涯跑道、一段新的關係、人生的新階段等等。設立這個水晶陣之後，你若有新的相關需求，可以解除原本的水晶陣，淨化使用的水晶再重新設立一次。

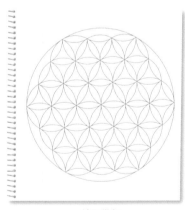

神聖幾何
生命之花（請參考第154頁）

焦點石

 黃水晶

第一圈水晶

 黑色月光石×6

第二圈水晶

 紅寶石

 黑色條紋瑪瑙

 赫基蒙鑽石

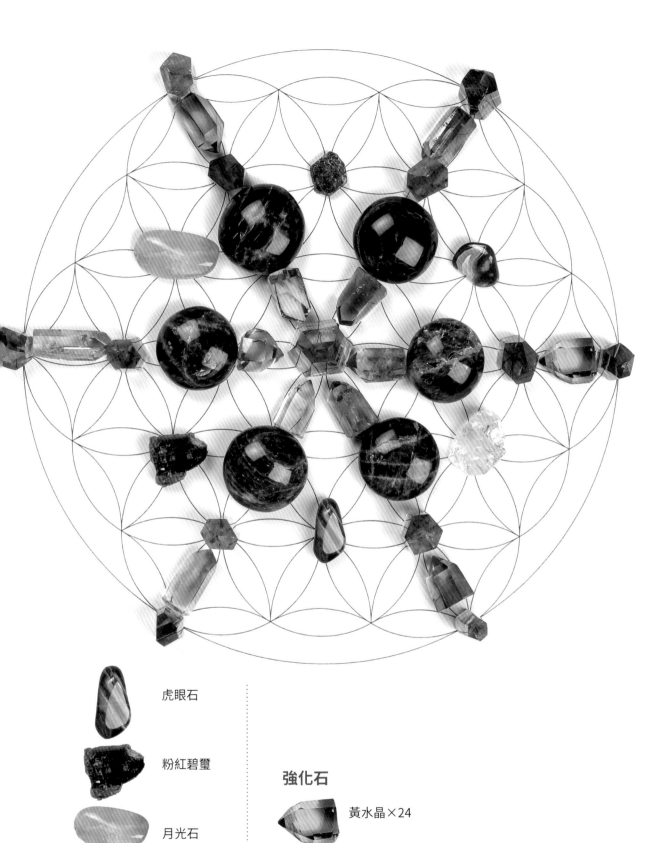

虎眼石

粉紅碧璽

月光石

強化石

黃水晶×24

人際關係

如果想尋求一段誠摯的友誼或長期發展的愛情，請設立這個水晶陣。想要什麼樣的關係，完全由你決定（請參考第三章）。長久的快樂關係源自於內心，但也需要一定的熱情，無論你想要尋找的是結婚對象或情人，或是讓當前的感情重燃愛火，都可以使用這個水晶陣。

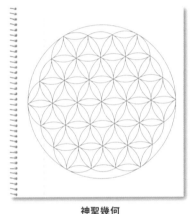

神聖幾何
生命之花（請參考154頁）

焦點石

摩根石

第一圈水晶

粉晶×2

青金石×2

黃水晶×2

第二圈水晶

鳳凰石×4

綠龍晶×4

紫龍晶×14

第三圈水晶

螢石×18——
顏色愈多愈好

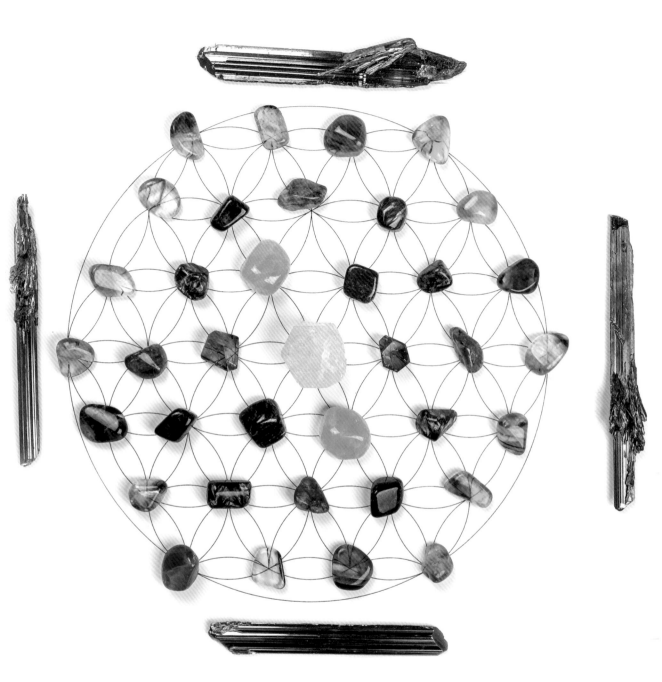

強化石

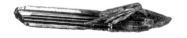

輝銻礦×4

平靜下來

我們在生活中都需要一點喘息的空間，而且大多數人需要更多的放鬆。我們可以透過這個水晶陣找到寧靜，為內心帶來平靜，安心下來好好地放空。

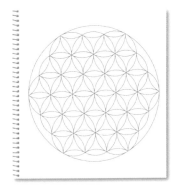

神聖幾何
生命之花
（請參考第154頁）

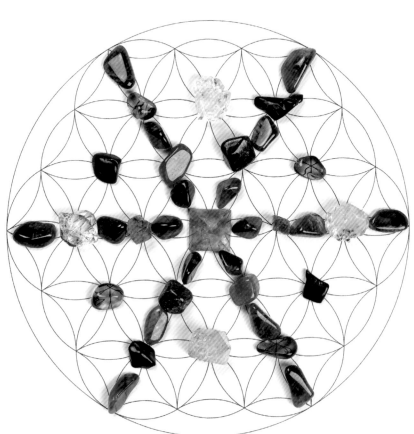

焦點石

紫水晶

第一圈水晶

東菱玉×2

青金石×2

帝王黃玉×2

第二圈水晶

赫基蒙鑽石×4

煙水晶×4

煤玉×4

強化石

紫水晶×18

旅行

我刻意簡化了這個水晶陣，方便你在旅行時使用。它會讓旅行更安全，讓你在能量的守護之下體驗冒險。如果家長對孩子出遠門感到擔心，也能藉由建立這個水晶陣，將守護安全的能量傳遞給孩子。

這個水晶陣隨時隨地都可以設立，無論是離家前、交通途中、抵達新地方，都是很好的時機。另外，綠松石和赤鐵礦還可以改善時差造成的影響。

神聖幾何
自由形式或圓形
（請參考第143頁）

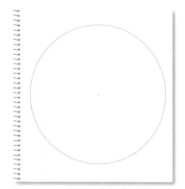

水晶小提示

最理想的狀態是帶一顆海水藍寶，並在它四周畫出一個圓，放上三顆綠松石、三顆赤鐵礦和三顆月光石。如果空間或行李重量有限，可以各帶一顆，然後觀想你是用完整版的水晶數量，完成這個圓圈。

焦點石

海水藍寶

第一圈

綠松石×3

赤鐵礦×3

月光石×3

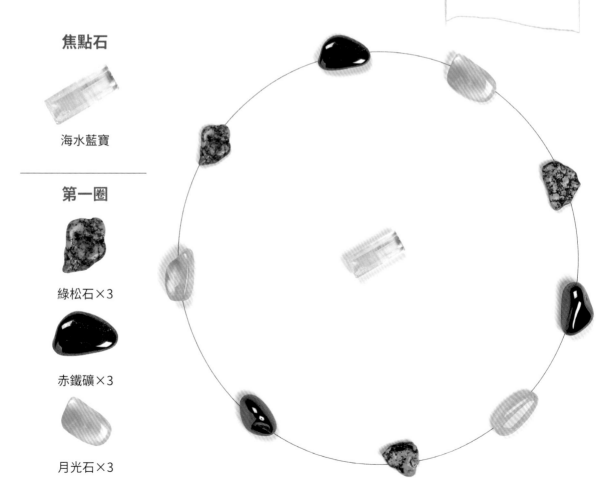

溝通

有些人能言善道，有些人則不善言辭，但無論是否很會說話，如果其他人聽不懂你的意思，就是無效的溝通。當你非常需要讓某個人了解你的觀點時，可以設立這個水晶陣，幫助你更清楚表達想法和感受。

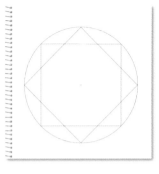

神聖幾何
由兩個正方形組成的八角星，
外面再加上一個圓
（請參考第152頁）。

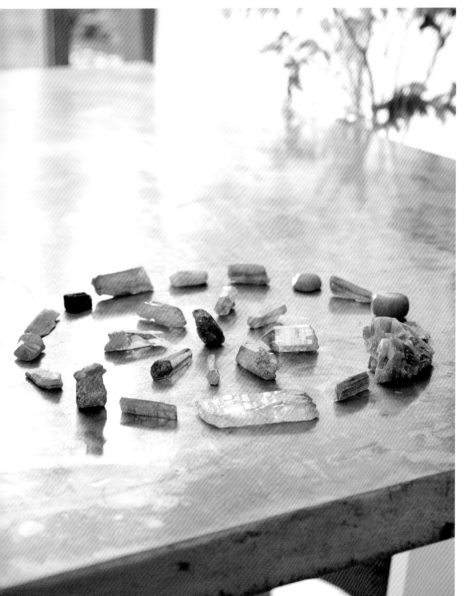

焦點石

 丹泉石

第一圈水晶

 水光水晶×8

第二圈水晶

 藍紋瑪瑙

 海水藍寶

 天使石

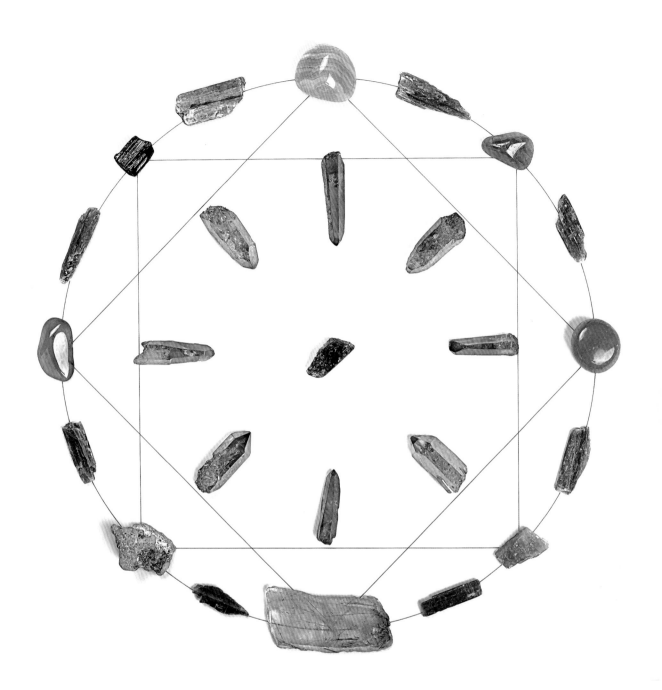

 藍色方解石

 藍玉髓

強化石
放在第二圈的每顆水晶之間

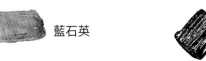 藍石英

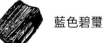 藍色碧璽

 藍晶石×8

 綠松石

決策

大家常說「做出決定」比決定本身的內容重要。這句話通常都是對的，然而，如果遇到必須做出正確決策的時刻，你可以請這個水晶陣協助你挑出最好的選項。

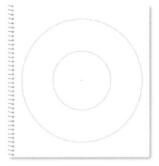

神聖幾何
雙圓（請參考第144頁）

焦點石

鉻鉛礦

第一圈水晶

東菱玉×3

螢石×3

第二圈水晶

鉀雲母×4

強化石
請在圓中心排出一個十字或星形。

紫水晶×2

黃水晶×2

拓帕石×2

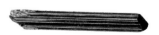

輝銻礦×2——圖中我只用一顆輝銻礦，因為它的長度可以延伸到第二圈。

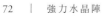

焦點石

藍寶石

第一圈水晶

黃水晶

紅玉髓

鮑文玉

玉

琥珀

碧璽

透視石

白紋石

強化石

白水晶×16

達成目標

設定好目標之後，你需要達成才行。這個水晶陣能幫助你排出優先順序，設立清楚、可達成的目標，專注於成果，在人生中持續前進。

神聖幾何
圓形（請參考第143頁）

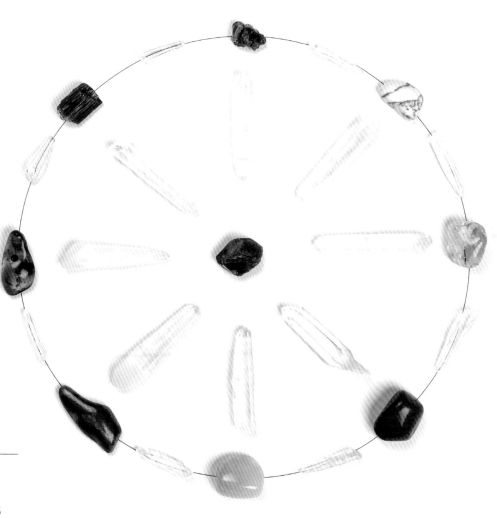

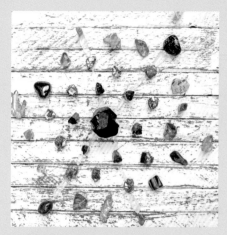
驅除負能量,第80頁

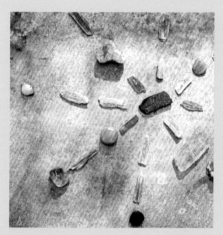
覺察,第82頁

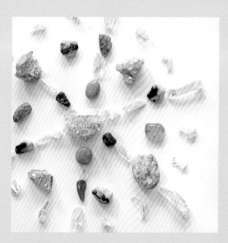
連結,第90頁

強化靈性

魔法

魔法被定義為一種我們可以看到、感覺到，但無法以現今科學所知去解釋的東西，例如直覺、或許多替代療法。因為還有很多科學無法解釋的事物，世界上仍可以發現很多魔法！

這個水晶陣可以幫助你注入魔力並流向你的生命旅途能量。焦點石（拉長石）的虹彩會提醒我們事情並非如表面所見，而且改變可能是突如其來。

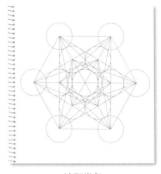

神聖幾何
麥達昶立方體（請參考第155頁）

焦點石

拉長石

第一圈水晶

石英×6

第二圈水晶

石榴石×3

丹泉石×3

額外水晶

拉長石×12
放在第二圈兩種
不同水晶之間
並打造第三圈。

強化石

白水晶×18

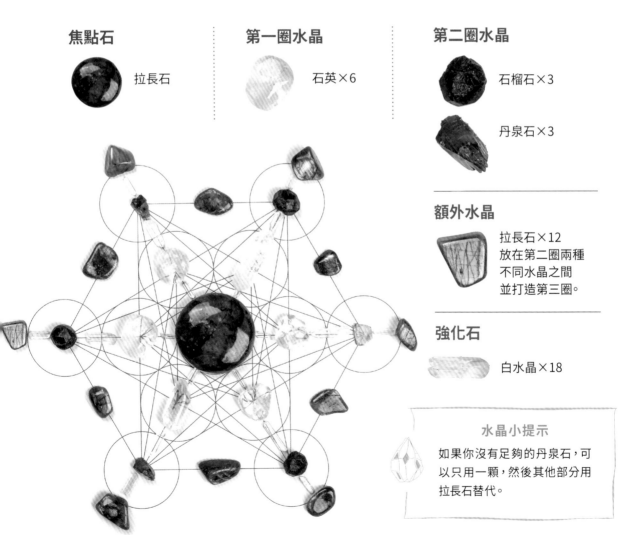

> **水晶小提示**
>
> 如果你沒有足夠的丹泉石，可以只用一顆，然後其他部分用拉長石替代。

保護

這個水晶陣刻意設計成不需要使用神聖幾何，方便你隨時隨地設立。
無論是在家裡、工作場所或旅途中，它可以讓你遠離負面能量和危險。

焦點石

 碧璽

第一圈水晶

 赫基蒙鑽石

 綠松石

 黑色黑曜石

 水光水晶

第二圈水晶

 青金石

 煤玉

 太陽石

 灰紋瑪瑙

 琥珀

 精靈水晶

 天使水光水晶

 海水藍寶

 紅碧玉

 玉

 輝銻礦

 紫鋰輝石

第三圈水晶

黃鐵礦愈多愈好
（我用了十九顆）

神聖幾何
自由形式

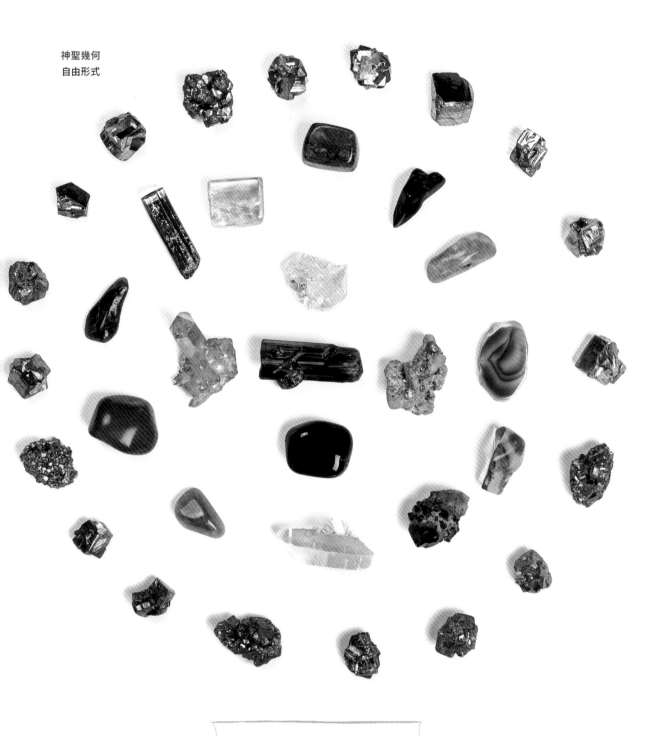

水晶小提示

將黃鐵礦放在牆邊、窗台或門邊，可以降低鄰居的吵鬧聲。

夢

你想體驗更多夢境嗎？想記得更清楚嗎？想利用夢境改變生活或幫助他人？你有人生的夢想嗎？如果上述問題中，有一個你回答了「是」，那這個水晶陣就很適合你。花點時間好好設立它，最好放在靠近床鋪、不會被打擾的地方，然後每天晚上都要重新啟動這個水晶陣。

在第15頁也可以看到這個水晶陣。

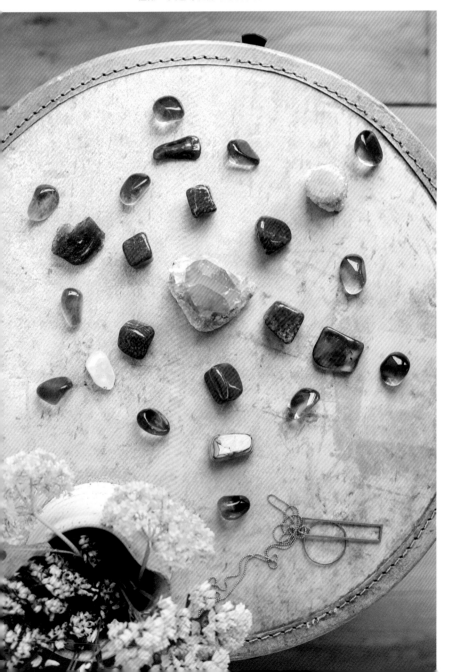

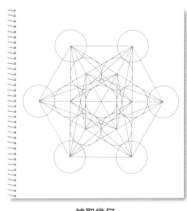

神聖幾何
麥達昶立方體（請參考第155頁）

焦點石

天青石

第一圈水晶

青金石×6

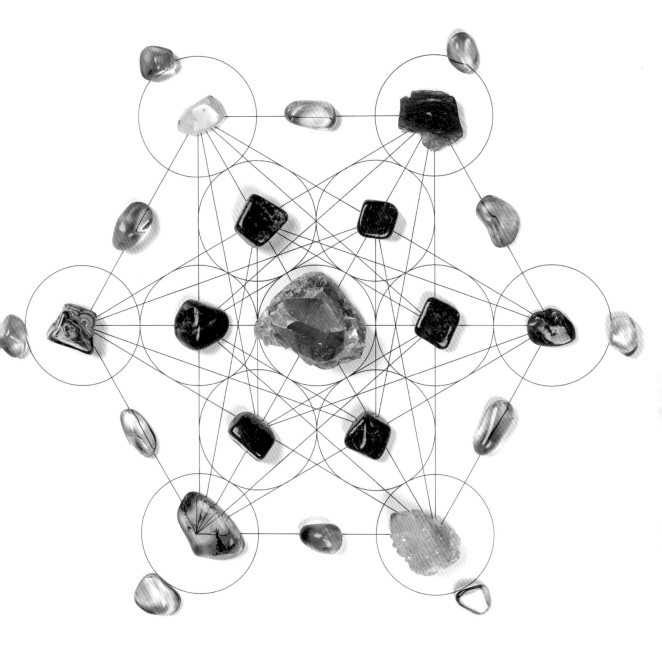

第二圈水晶

 葡萄石

 精靈水晶

 捷克隕石

 琥珀

 玉

 孔雀石

額外水晶

煙水晶×12
放在第二圈
不同水晶之間
並排出第三圈。

驅除負能量

無形的能量攻擊可能是有人蓄意為之，也可能是來自被你超車的人的不友善字句或想法。你可能有時會接收到旁人的嫉妒、不信任或質疑，甚至是來自身邊最親近的人，這些都是讓人難受的負面能量，都會出現在你的氣場中。

如果破壞性能量太多、身邊有太多負面的人事物，就會對你的生理和心理健康造成影響。醫生對此往往也難以提出有效的治療，因為不少生理問題無法找出確切的病因。請好好保護自己，避開負面能量並將它們從生命中驅除，只要嘗試過一次，你可能就會發現自己感覺好很多！

神聖幾何
生命之花（請參考第154頁）

焦點石

黑碧璽

第一圈水晶

綠碧璽×6

第二圈水晶

黃鐵礦×12

第三圈水晶

帝王黃玉×4

水光水晶×4

玉

虎眼石

琥珀

磷灰石

紫鋰輝石

赤鐵礦

煙水晶

鈦晶

雪花黑曜石

綠松石

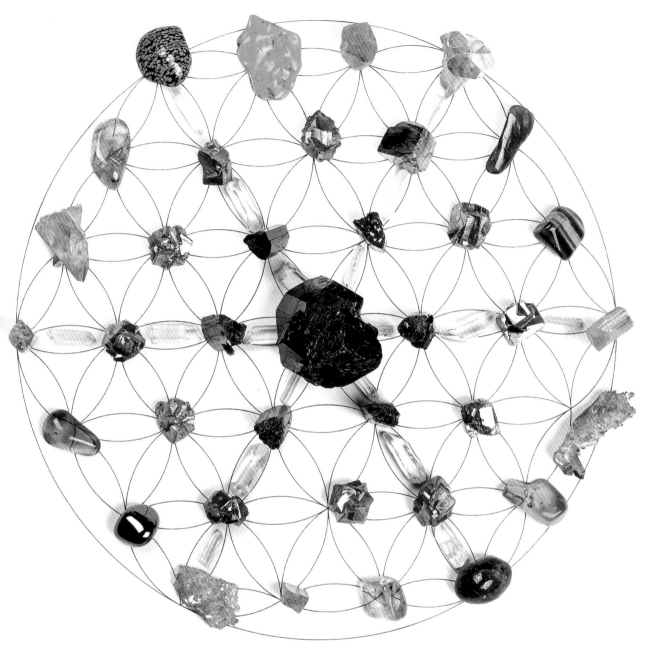

強化石

白水晶×18

水光水晶使用於第三
圈；可在第74頁整看到
完整的水晶陣。

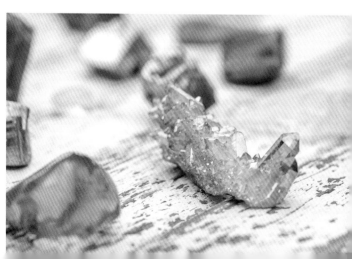

覺察

想讓直覺發揮優勢，就試試看這個水晶陣吧！它可以強化所有的靈性能力，從接收靈訊、感應人體氣場到解讀水晶球占卜都行。除此之外，也能幫助你在日常生活中對四周的人事物有更高的覺察力。身邊是否有人感覺不適但想要隱瞞？大家對你和對他們自己的感覺如何？這個水晶陣甚至能幫你了解他人是如何看待你的。

神聖幾何
自由形式

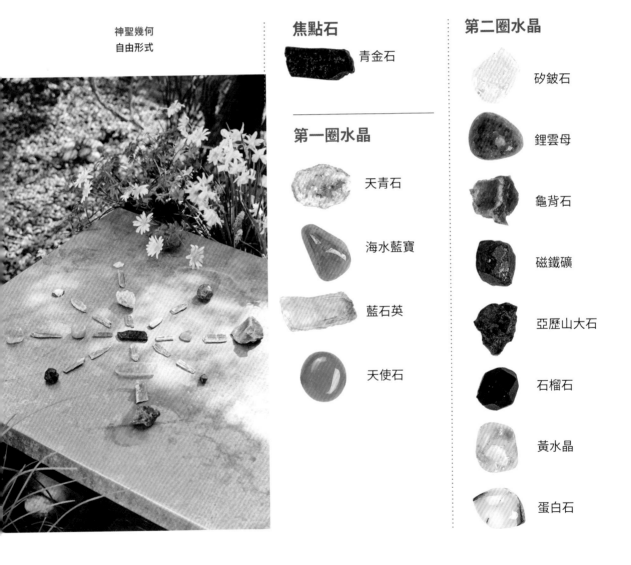

焦點石

青金石

第一圈水晶

天青石

海水藍寶

藍石英

天使石

第二圈水晶

矽鈹石

鋰雲母

龜背石

磁鐵礦

亞歷山大石

石榴石

黃水晶

蛋白石

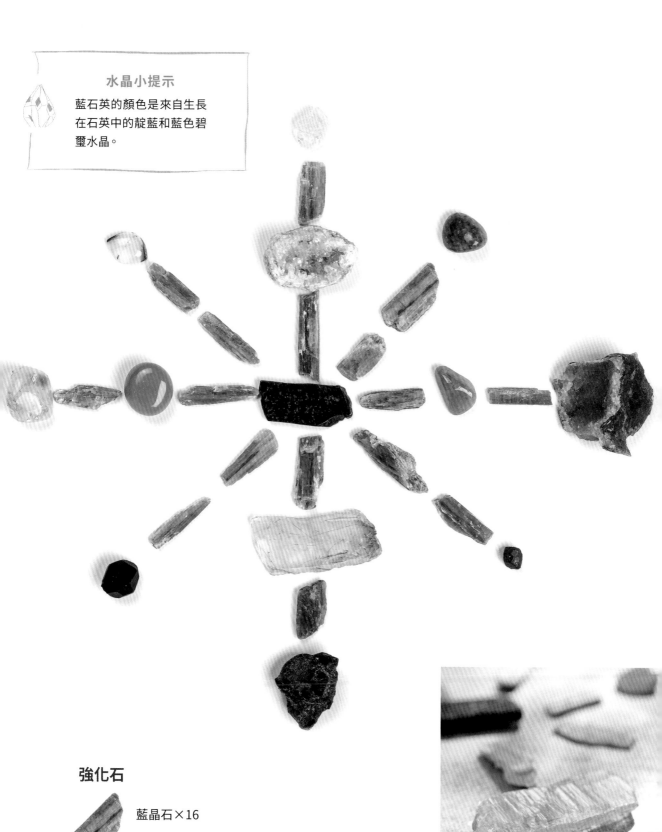

強化石

藍晶石×16

藍石英用於此水晶陣的第一圈。

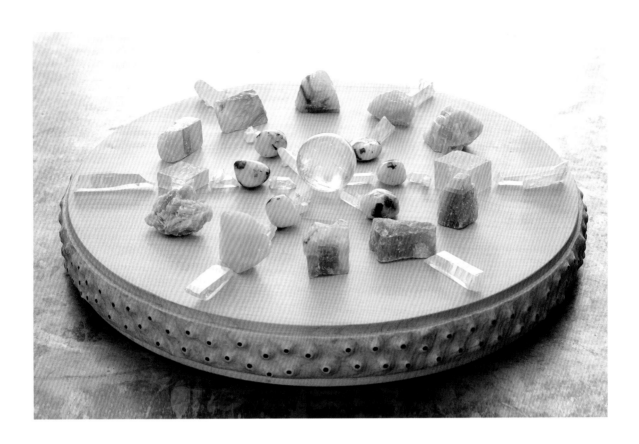

和諧

當你與周遭世界保持頻率同步時，一切事物的存在看起來都會非常合理。你的人生會變得更輕鬆，能量自在流動，而新事件自然而然發生。就像彈奏樂器一樣，如果你不小心高了或低了半個音，聽起來就會怪怪的。同理，如果你與世界處於不和諧狀態，事情就會不順遂。通常你可能說不上來，只知道就是感覺不對勁，這個水晶陣能夠幫助你找回和諧，讓生活再次變得自在暢快。

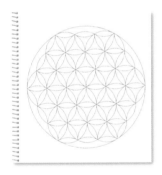

神聖幾何
生命之花（請參考154頁）

焦點石

方解石（我使用金色方解石水晶球，但你可以選擇任何喜歡的方解石。）

第一圈水晶

冰晶石×6

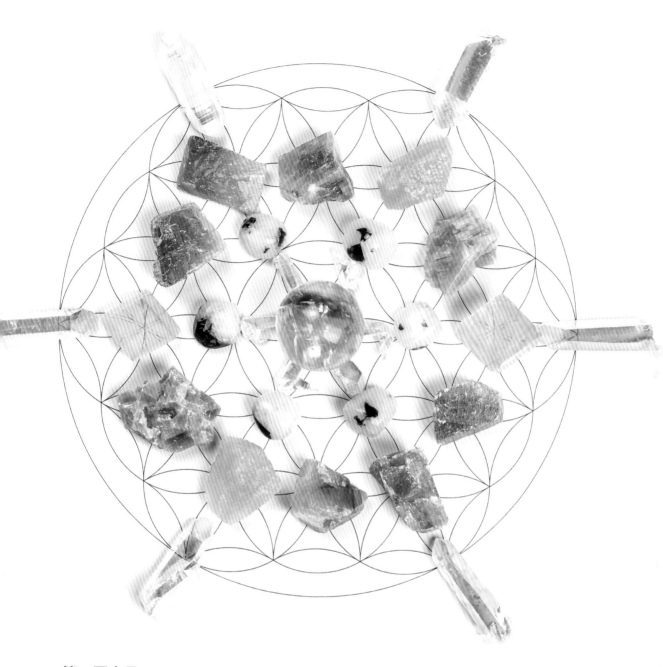

第二圈水晶

用下列顏色的方解石打造第二圈水晶：

 蜜糖色×2

 透明×2

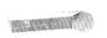 綠色×2

 紅色×2

 藍色×2

 橘色×2

強化石

天使水光水晶×12
放在最外一圈，
以及焦點石和第一圈
之間。

專注冥想

設立此水晶陣的同時，其目的就已經達成了，因為設立的過程本身就是一次完整的冥想。設立任何水晶陣之前，做好準備都是很重要的，對專注冥想水晶陣來說更是如此！

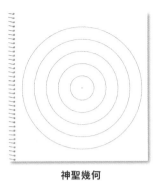

神聖幾何
同心圓（請參考第148頁）

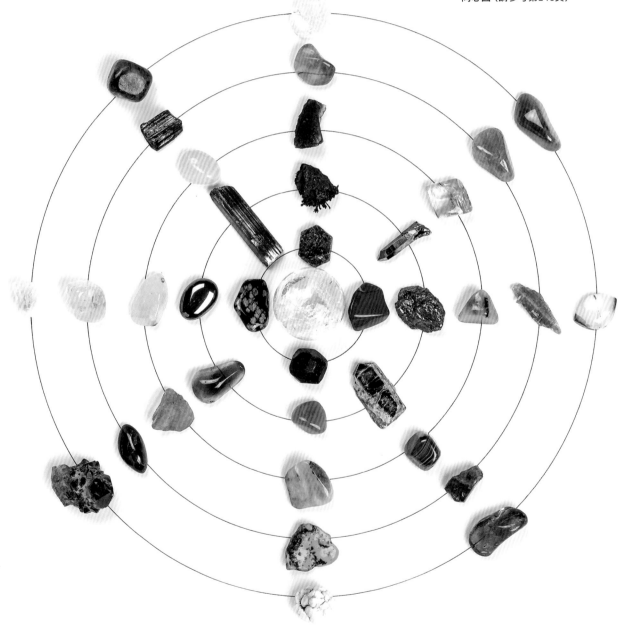

焦點石

白水晶（建議使用水晶球、尖柱或水晶簇）

第一圈水晶

 紅寶石

紅碧玉

石榴石

雪花黑曜石

第二圈水晶

 磁石

 鈦石英

 黃銅礦

 鉀雲母

 紅玉髓

 煙水晶

 赤鐵礦

 輝銻礦

第三圈水晶

 捷克隕石

 紫鋰輝石

 綠玉髓

 孔雀石

 粉紅蛋白石

 橄欖石

 葡萄石

 摩根石

第四圈水晶

 藍螢石

 海水藍寶

 藍晶石

 丹泉石

 綠松石

 藍色磷灰石

 拓帕石

 碧璽

水晶小提示

如果你想要在這個水晶陣中添加強化石，請使用白水晶。

第五圈水晶

 矽鈹石

 紫水晶

 蛋白石

 紫黃晶

 菱鎂礦

 精靈水晶

 透鋰長石

 紫龍晶

靈性提升

這個水晶陣有助於任何靈性修煉。無論你是否擁有特定信仰,靈性一直都與我們同在。敞開你的心房迎接所有可能,並與無所不在的天然神聖能量進行連結。有了這個水晶陣,你會對自己的感受更有覺知,也會更了解自己是如何與四周的人事物相連結。

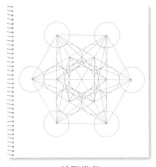

神聖幾何
麥達昶立方體(請參考第155頁)

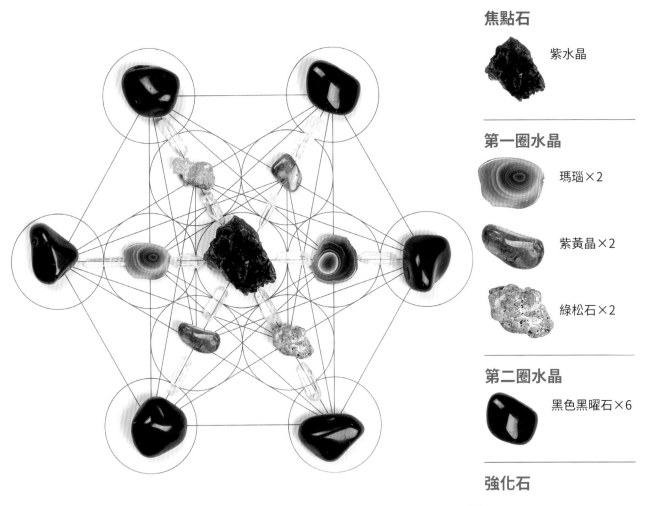

焦點石

紫水晶

第一圈水晶

瑪瑙×2

紫黃晶×2

綠松石×2

第二圈水晶

黑色黑曜石×6

強化石

白水晶×12

大地療癒

你可能會想問：「就算我做了又怎樣？我提供的療癒能量根本微不足道吧？」你錯了！如果每個人每天都花十分鐘傳送愛給地球，我非常確定這個世界的狀況會更好一點。你絕對可以給予幫助，只要將療癒的念頭和能量發送到世界上任何可能因此受惠的地方就行了。無論你關注的是天災、人禍、存在已久的環保議題，還是整個地球的狀態，大地療癒都可以提供幫助。

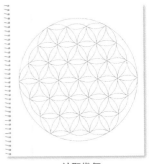

神聖幾何
生命之花（請參考第154頁）

焦點石

鳳凰石水晶球

第一圈水晶

矽化木×6

第二圈水晶

拉利瑪×6

錐螺瑪瑙×6

第三圈水晶

白水晶×18

強化石

黑色黑曜石×12

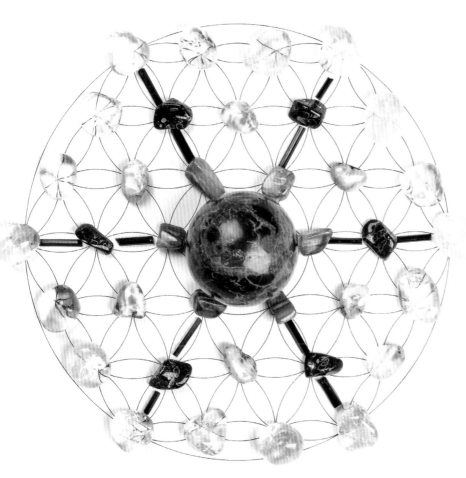

連結

有時我們需要一點來自天使、守護靈或靈魂導師的幫助，形式
可能是給予肯定、關愛、宇宙之愛和保護。祂們隨時都準備好
竭盡所能地提供幫助，但你必須先主動尋求協助。與祂們連結
及溝通，讓這些善良的存有知道，你需要祂們什麼樣的協助。

神聖幾何
生命之花（請參考第154頁）

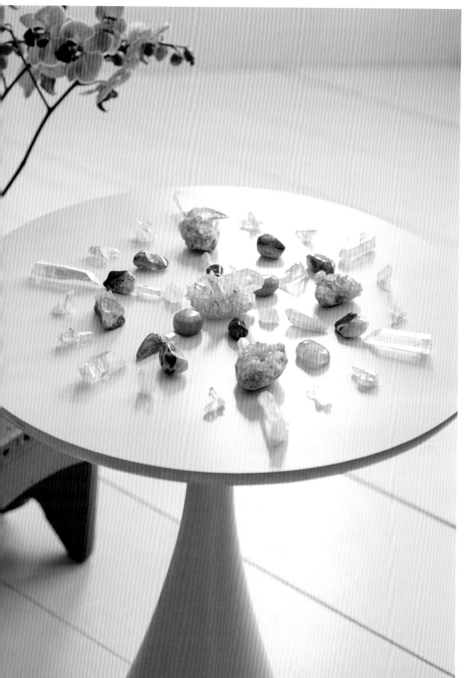

焦點石

天使水光水晶

第一圈水晶

天使石×2

綠龍晶×2

透鋰長石×2

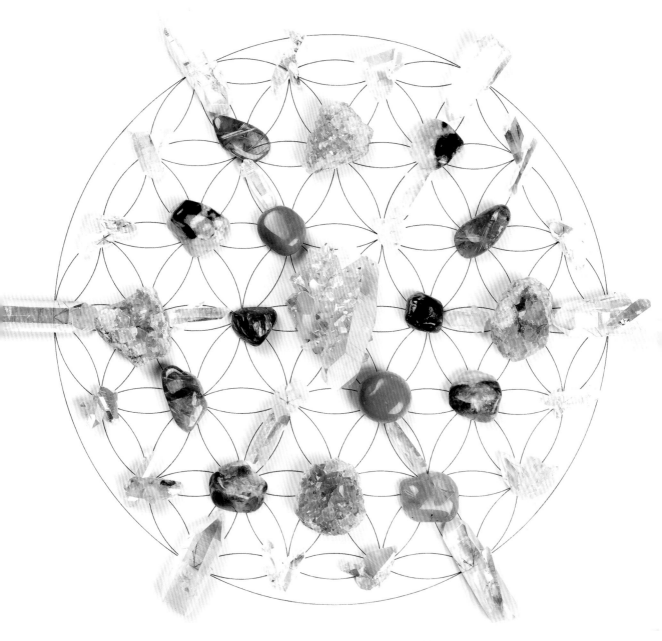

第二圈水晶

天青石×4

紫色蛋白石×4

鈦晶×4

強化石

天使水光水晶×24

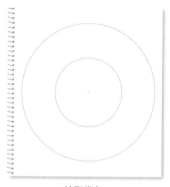

神聖幾何
雙圓（請參考第144頁）

遠距療癒

當你使用白水晶球時，可以將療癒能量遠距離傳遞給任何人，就算當事人沒有要求，只要你認為有需要，或是腦海中突然浮現對方的身影，都能達成。對象可以是遠在天邊或近在眼前的親人朋友，也可以是你並不認識，但正因天災人禍而受苦的人們。只要設立這個水晶陣，就可以集中精神、強化你的療癒意念，並傳送療癒能量過去。

焦點石

 白水晶球

第一圈水晶

 捷克隕石

 虎眼石

 紅寶石

 帝王黃玉

第二圈水晶

 紅寶石×16

強化石

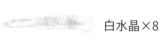 白水晶×8

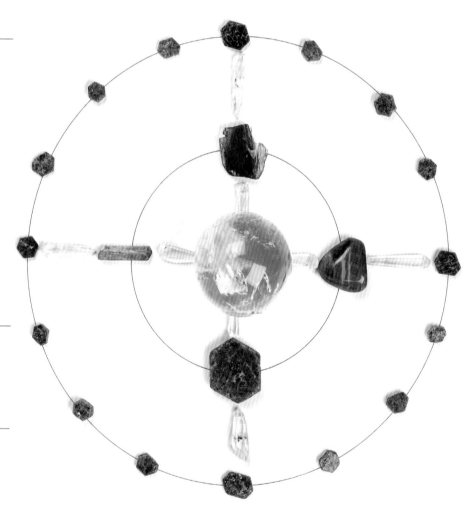

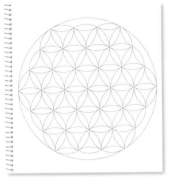

神聖幾何
生命之花（請參考第154頁）

表達感恩

很多時候，你可能明明想對某個人說聲「謝謝」，卻因故錯失機會。也可能對方已經不在人世，因此你無法傳達自己的感受。透過這個水晶陣，就可以告訴宇宙你的想法，讓能量與你的心意連結，並透過宇宙的引導，傳遞給對方。

焦點石

 粉晶

第一圈水晶

 紅寶石×2

 藍石英×2

 紫水晶×2

第二圈水晶

 捷克隕石×2

 東菱玉×2

 綠松石×2

強化石

 粉晶×18

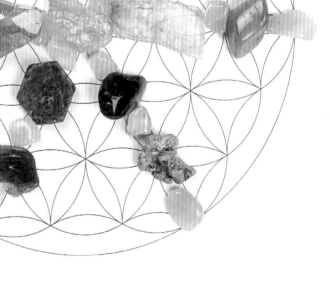

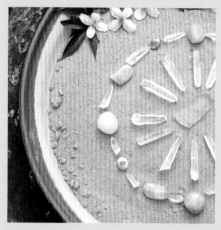
洞察情勢，第104頁

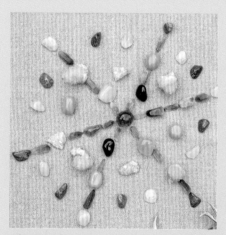
釋放恐懼，第106頁

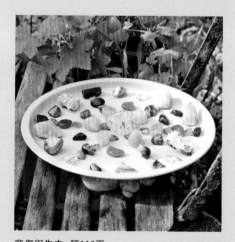
悲傷與失去，第110頁

緩解情緒困擾

焦點石

狂紋瑪瑙（這種水晶會有各式各樣的圖樣和顏色深淺）

第一圈水晶

狂紋瑪瑙×6

第二圈水晶

月光石

藍線石

碧璽

帝王黃玉

舒俱徠石

玉

強化石

碧璽×6

帝王黃玉×6

白水晶×6

自信

許多生理症狀（例如濕疹、乾癬等皮膚病症），以及情緒反應（例如焦慮、恐慌症等），常常都是源於自信不足。許多體重方面的困擾也與此有關，缺乏自信會讓你無法達成人生的目標及展望。這個水晶陣能幫助你克服缺乏自信的問題，成為更好的自己。

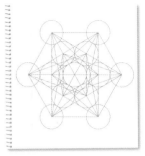

神聖幾何
麥達昶立方體
（請參考第155頁）

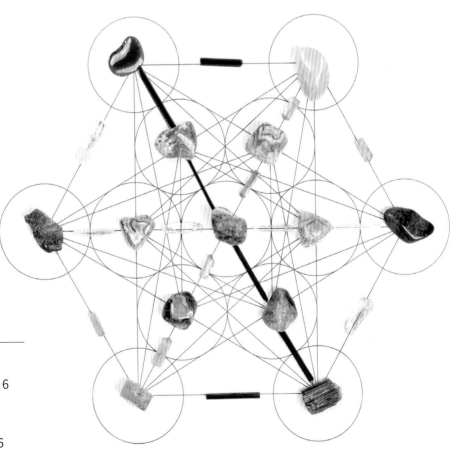

愛情

無論是想尋覓完美的另一半，或是想在婚姻或現有的伴侶關係中，
增添一點浪漫氣息，這都是最適合的水晶陣。

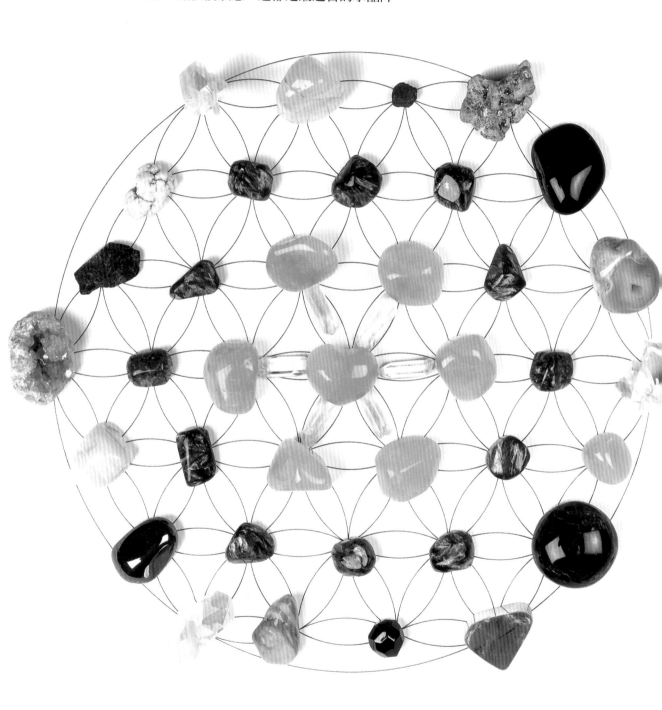

焦點石

粉晶

第一圈水晶

粉晶×6

第二圈水晶

綠龍晶×12

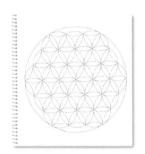

神聖幾何
生命之花（請參考第154頁）

第三圈水晶

摩根石

磁鐵礦

綠松石

彩虹黑曜石

粉色條紋瑪瑙

鮑文玉

黑色月光石

紫鋰輝石

石榴石

粉紅蛋白石
天使水光

天使水光
水晶×3

赤鐵礦

錳方解共生
黃鐵礦

天青石

舒俱徠石

菱鎂礦

強化石

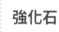

白水晶×6

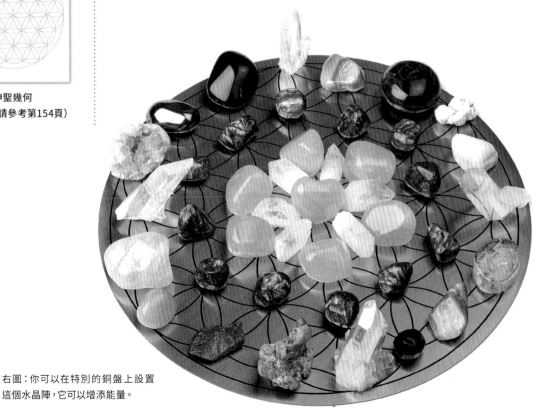

右圖：你可以在特別的銅盤上設置
這個水晶陣，它可以增添能量。

思緒清晰

內心充滿迷霧時，我們往往搞不清楚自己到底想要什麼，這時你就需要這個水晶陣。它可以帶來一陣清風，吹散心中的迷霧，再次讓思緒清晰。

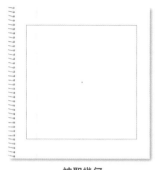

神聖幾何
正方形（請參考第150頁）

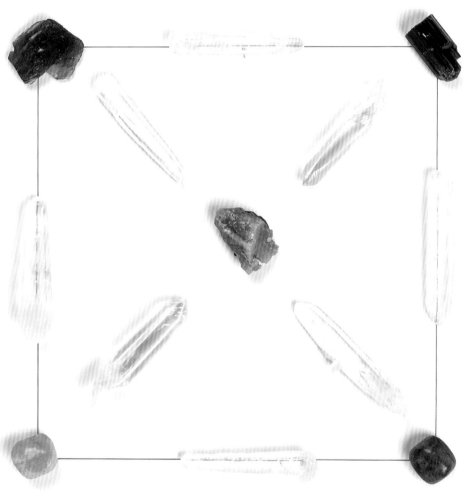

焦點石

綠玉髓

第一圈水晶

碧璽

紫龍晶

金綠柱石

捷克隕石

強化石

白水晶×8

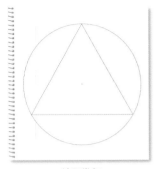

神聖幾何
圓內三角（請參考第153頁）

愛自己

如果你不愛自己、不喜歡自己、不珍惜自己，還有誰會願意這樣對待你呢？我會說愛自己是「自私」的，但請仔細看看「自私」（self-fish）這個詞，它有尋找自我的意涵，深入探索內在的自我。在學習全然接納的道路上，愛自己佔了很大的一段距離，而你對自己的肯定就是最重要的第一步。

焦點石

 摩根石

第一圈水晶（三角形）

 異性石×3

 紫色蛋白石×3

第二圈水晶（圓形）

 粉晶×9

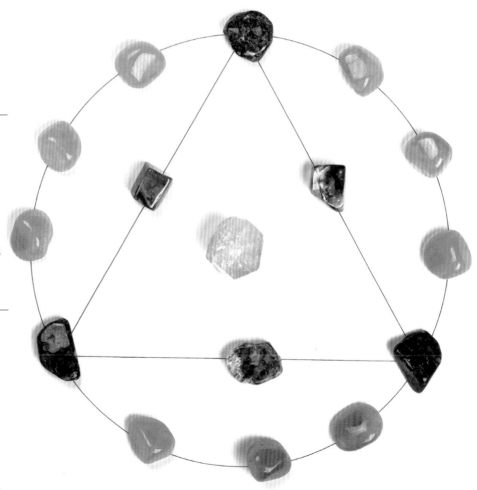

增強情緒力

覺得情緒上很疲累、受限或受到考驗，是每個人都會有的經歷，這時候非常需要幫助來克服眼前的困難。不同的人或許會需要不同的解決之道，但整體來說這個水晶陣都可以幫上忙。它就是設計來替你的情緒，帶來更多內在力量。

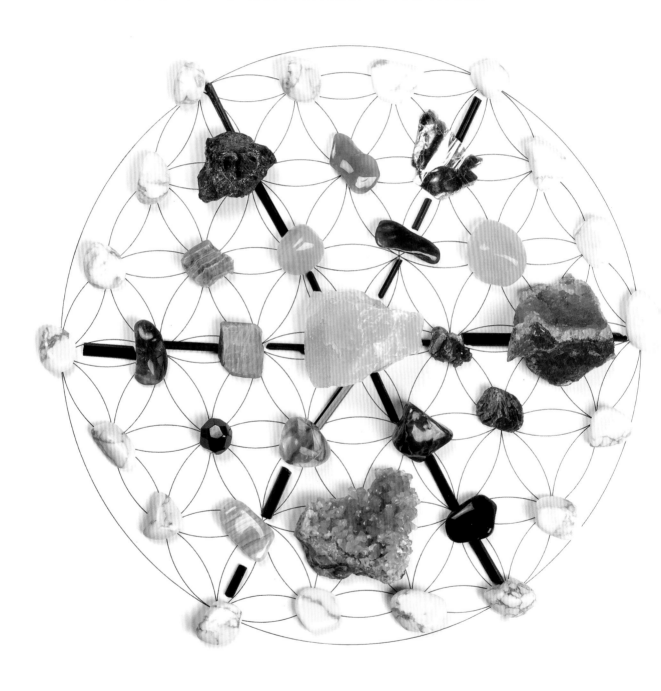

焦點石

 橘色方解石

第一圈水晶

 玉

 透視石

 孔雀石

 螢石

 橄欖石

 鮑文玉

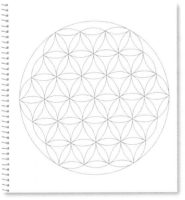

神聖幾何
生命之花
（請參考第154頁）

第二圈水晶

 藍玉髓

 粉晶

 藍寶石

 鈷方解石

 石榴石

 紅紋石

第三圈水晶

 鉀雲母

 龜背石

 紫水晶

 藍紋瑪瑙

 紫黃晶

 亞歷山大石

額外水晶

 請用白紋石（×18）
排出第四圈

強化石

黑色碧璽×18

釋放憤怒

我們時常受到憤怒的左右。憤怒會充斥全身上下，讓腸胃（或是背部、脖子、臀部、心臟、肺部）緊繃，扼殺你體驗身旁美好事物的機會。透過這個美麗的水晶陣釋放它，從翻騰的憤怒中找回自由。

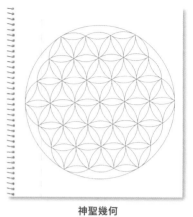

神聖幾何
生命之花（請參考154頁）

水晶小提示
雪花黑曜石可以讓你破除憤怒的枷鎖。

焦點石

雪花黑曜石

第一圈水晶

煙水晶×6

第二圈水晶

紫水晶×12

第三圈水晶

斜矽鋁銅

舒俱徠石

粉晶

紅玉髓

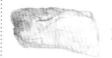

藍石英

白紋石

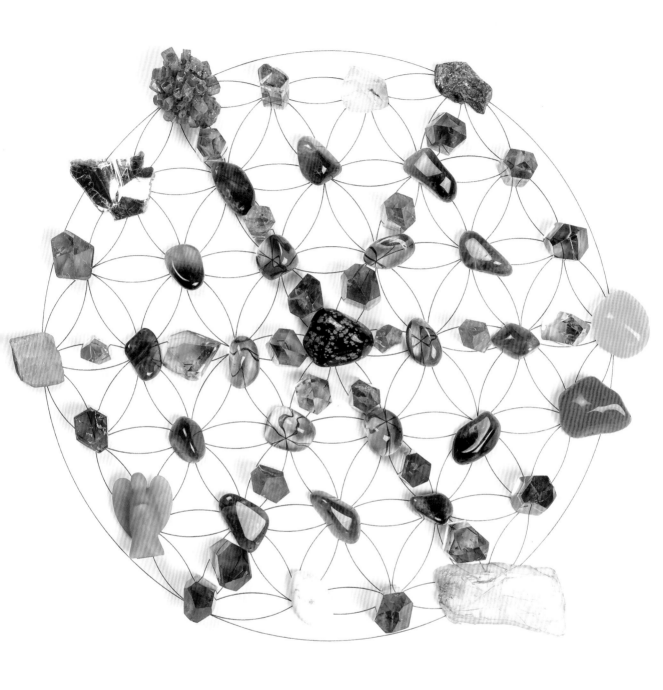

 天使石

 鉀雲母

 橄欖石

 霰石

強化石

 黃水晶×26

洞察情勢

了解自身周遭的狀況，其重要性跟了解眼前正在發生的事情不相上下。這個水晶陣能協助你看清潛藏在表面之下的一切，並理解緣由，讓你可以洞察情勢。

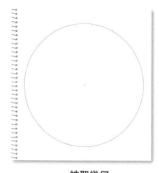

神聖幾何
圓形（請參考第143頁）

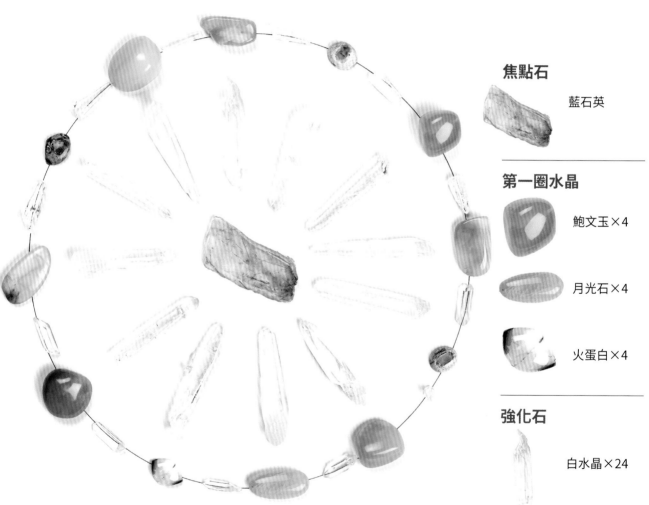

焦點石

藍石英

第一圈水晶

鮑文玉×4

月光石×4

火蛋白×4

強化石

白水晶×24

這個水晶陣也出現在第43頁。

神聖幾何
自由形式

焦點石

白水晶簇

第一圈水晶

黃水晶×8

第二圈水晶

彩虹黑曜石×4

第三圈水晶

藍寶石

斑銅礦×2

藍石英

第四圈水晶

請把石英（×4）
放在四個軸點

強化石

白水晶×12

快樂與喜悅

白水晶有時被視為能帶來歡樂的水晶，因此，
好好利用這個水晶陣將樂趣帶回到生活中吧！

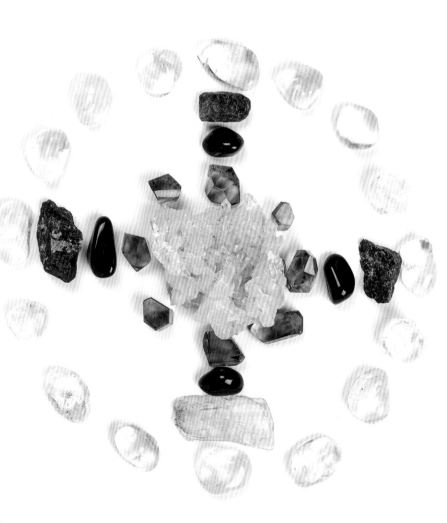

釋放恐懼

恐懼與負能量會帶來相似的影響，但兩者必須以不同的方式處理，因為負能量來自外在，而恐懼來自內在。認知到自己有多恐懼很重要，而非其他人對你有什麼想法。無論這個恐懼對你來說是大是小，都能破壞你的健康、感情生活、靈性成長和豐盛。

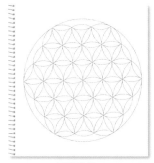

神聖幾何
生命之花（請參考第154頁）

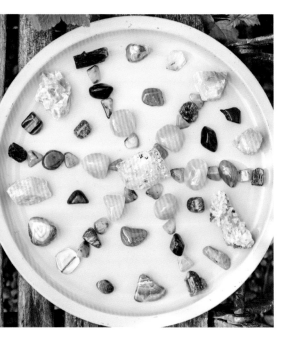

焦點石

赫基蒙鑽石

第一圈水晶

粉晶×6

第二圈水晶

紅玉髓×4

蘇打石×4

綠龍晶×4

將水晶陣安放在有顏色的平面上，可以凝聚你的意念。

第三圈水晶

斜矽鋁銅

綠色方解石

煤玉

精靈水晶

藍色碧璽

白色方解石

太陽石

粉紅碧璽

灰紋瑪瑙

黑色條紋瑪瑙

電氣石水晶

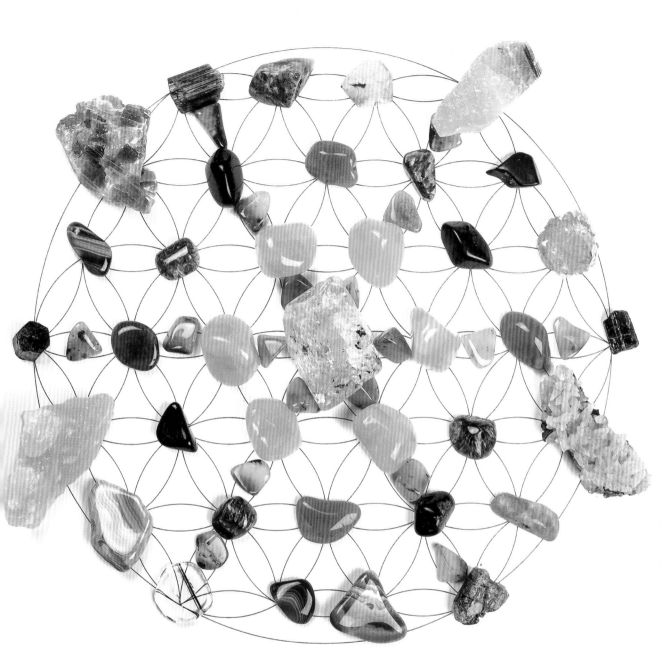

 粉色條紋瑪瑙

 虎眼石

 綠碧璽

 綠玉髓×18

 橘色方解石

 藍色方解石

 狂紋瑪瑙

 黑色碧璽

打破模式

我們在生活中都會因故而養成特定的行為模式，這些習慣最初有其好處，例如，小孩子如果每次說話就會被罵或取笑，很快就學到最好閉嘴，以免受到差辱。然而，這個習慣會讓他們愈來愈沒有表達能力，這個行為模式不再帶來益處，反而開始限制、甚至傷害他們。我們最好打破這類舊有習慣，讓自己擺脫過往陰影，迎接新的事物。

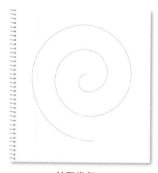

神聖幾何
螺旋形（請參考第151頁）

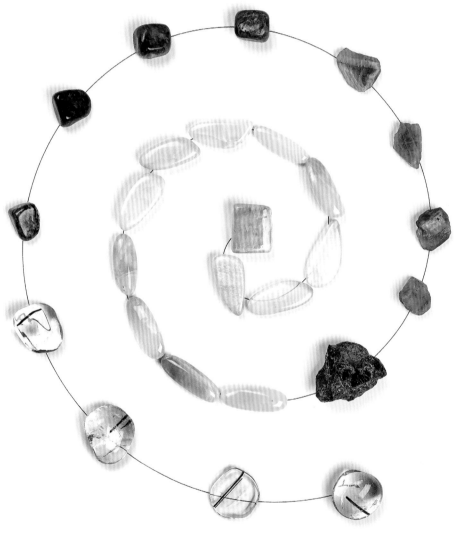

焦點石

紫鋰輝石

第一圈水晶

從焦點石開始依序在螺旋上排列下述水晶。

月光石×12

亞歷山大石

橄欖石×4

紫龍晶×4

電氣石水晶×4

自我價值

無論是暫時性地對自己不滿意，或是長期缺乏自尊，你都可以快速地變得更好。這個水晶陣可以在設立的同時，幾乎就解決短期的小問題；長期問題則需要多一點時間彌補。這個水晶陣對所有情況都有幫助。

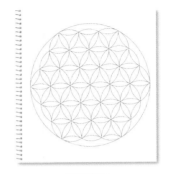

神聖幾何
生命之花（請參考第154頁）

焦點石

薔薇輝石

第一圈水晶

黃水晶×2

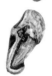

狂紋瑪瑙×2

紫水晶×2

第二圈水晶

精靈水晶×4

亞歷山大石

紫鋰輝石

第三圈水晶

蘇打石×18

強化石

紫水晶×18

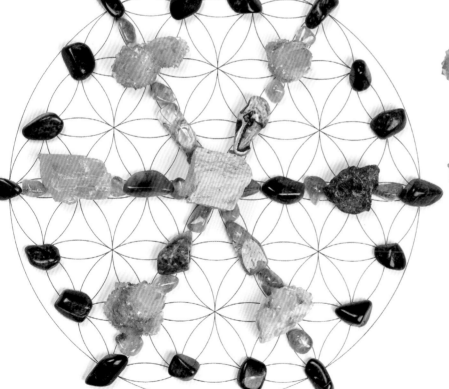

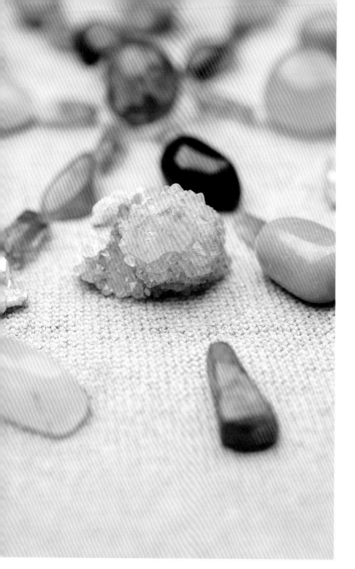

悲傷與失去

失去親近之人會對你影響至深，然而，你第一時間很可能完全沉浸於哀傷之中，無暇好好照顧自己。你會需要一點安慰，或一個深深的擁抱。

這個水晶陣適用於任何類型的失去，無論是失去親人、寵物或想法都行。你在設立時，就能感覺到自己被溫暖地擁抱著。這個水晶陣能釋放任何內在被困住的能量，讓你可以緩緩地向前行，繼續人生。

這個水晶陣也能幫助正處於悲傷狀態的人。有時候，你能做的僅有傳送「愛」的能量給他們，這個水晶陣可以聚焦並強化你給予的愛和安慰，並引導給需要的人。

這個水晶陣也出現在第2頁和第94頁。

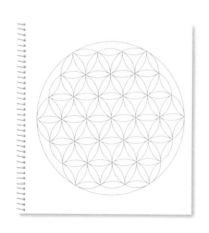

神聖幾何
生命之花
（請參考第154頁）

焦點石

煙水晶

第一圈水晶

阿帕契淚石×2

紫水晶×2

鮑文玉×2

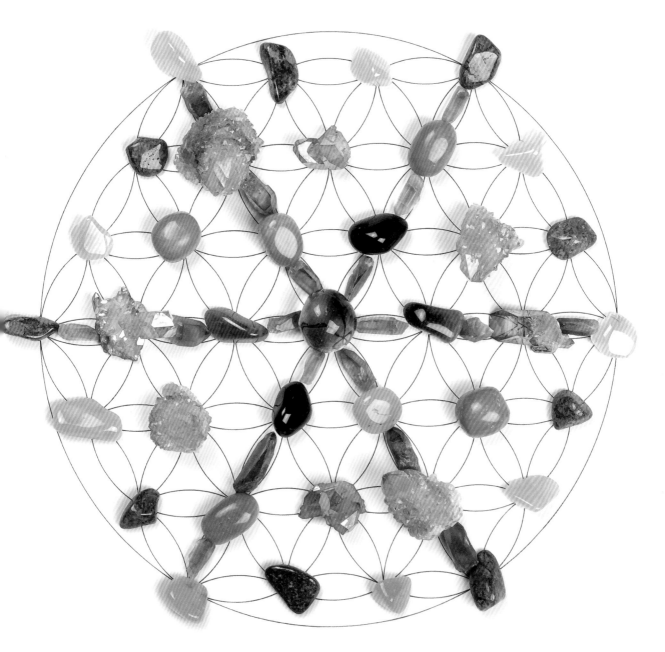

第二圈水晶

 天使石×4

 水光水晶×4

 精靈水晶×4

第三圈水晶

 粉晶×9

 綠簾花崗岩×9

強化石

 煙水晶×18

焦慮

每個人都會在不同時刻、因不同理由感到焦慮，焦慮的形式也不盡相同。焦慮是非常個人的體驗，只要你覺得焦慮，確實就是在焦慮。焦慮對每個人的影響也各有不同，從輕微地提升壓力到讓你大爆炸、恐慌症發作等都有可能。請讓啟動水晶陣（參考第30頁）成為每日的例行公事，它會成為很強大的夥伴。

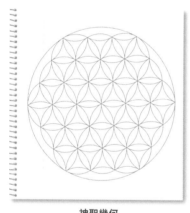

神聖幾何
生命之花（請參考154頁）

水晶小提示
設立這個水晶陣時，持續呼吸並保持放鬆特別地重要。

焦點石

綠紋石

第一圈水晶

東菱玉

拉長石

綠玉髓

苔紋瑪瑙

天河石

藍石英

第二圈水晶

紅色方解石×4

錳方解共生黃鐵礦×4

薔薇輝石×4

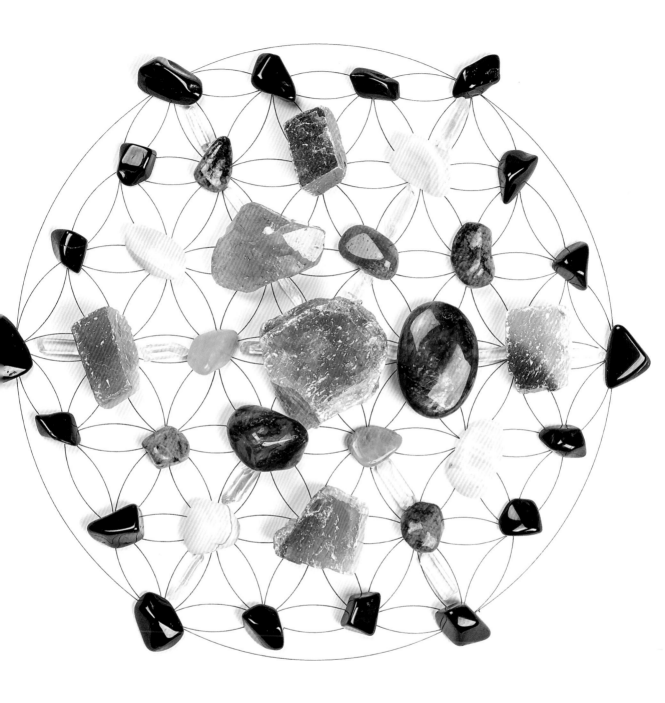

第三圈水晶

黑色碧璽×18

強化石

白水晶×18

心理力量

當你需要停止分心並運用所有腦力和潛能處理手上的事務時，請試試看這個水晶陣。

神聖幾何
三角形 (請參考第146頁)

焦點石

碧璽

第一圈水晶

舒俱徠石

拉長石

青金石

煙水晶

天青石

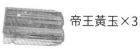

綠松石

強化石

帝王黃玉×3

藍晶石×3

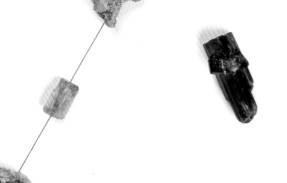

激情

這個水晶陣能夠為一段關係帶來激情，也能讓你對原本
比較消極的情況或目標，產生成功的渴望。

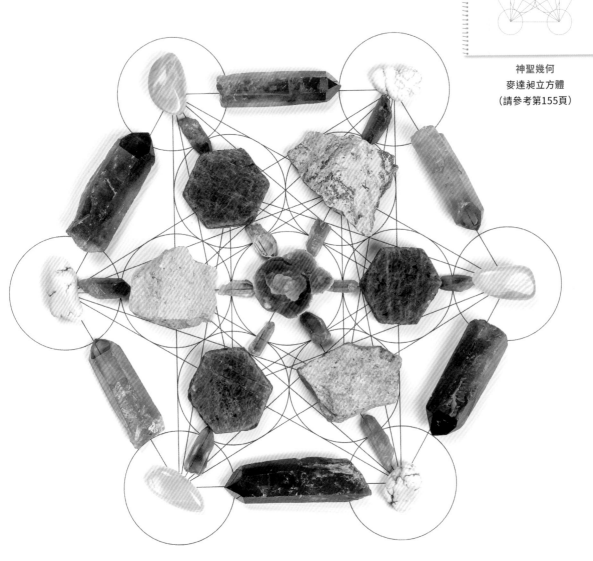

神聖幾何
麥達昶立方體
（請參考第155頁）

焦點石

紅紋石

第一圈水晶

薔薇輝石×3

紅寶石×3

第二圈水晶

菱鎂礦×3

月光石×3

強化石

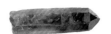

煙水晶×18

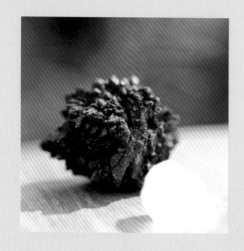

生理療癒

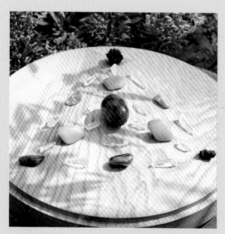

力量及體能水晶陣，第117頁

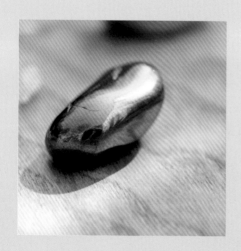

力量及體能

這個水晶陣有許多功用，但都是為了獲取能量並應用在身體上，讓你在所有運動競賽或個人挑戰中取得勝利。它的陣型是三角形，這是自然界中最堅固的形狀。

焦點石

紅玉髓

神聖幾何
雙三角（請參考第147頁）

第一圈水晶

東菱玉×3

第二圈水晶

藍銅礦

太陽石

黑瑪瑙

赤鐵礦

藍線石

鈦晶

強化石

白水晶×15

運動

從事任何運動之前,非常適合先設置這個水晶陣。將黃鐵礦放在中心,北方放上白紋石,西方放上紅玉髓,南方放上東菱玉,東方放上瑪瑙。第20頁的藥輪也可以改用這些水晶。

神聖幾何
依照羅盤方位設定的正方形
（請參考第150頁）

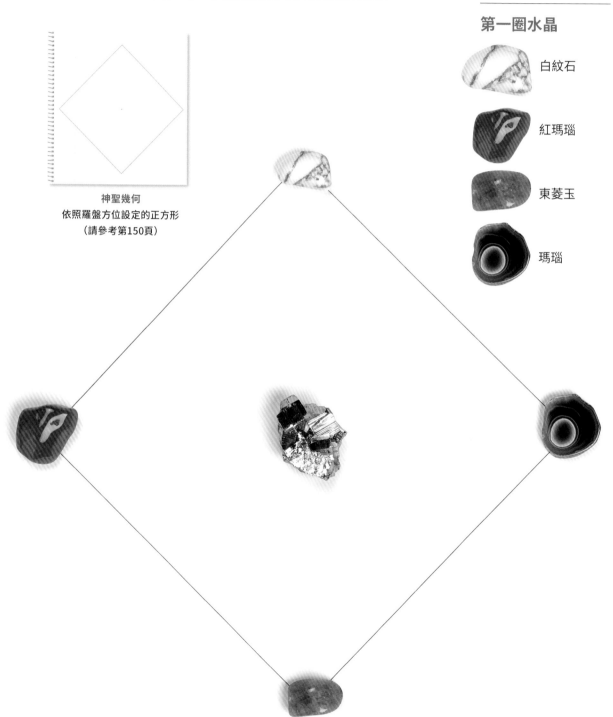

焦點石

黃銅礦

第一圈水晶

白紋石

紅瑪瑙

東菱玉

瑪瑙

焦點石

白水晶球

第一圈水晶

粉晶×6

第二圈水晶

超級七×6

綠松石×6

額外水晶

可挑選針對特定病症的水晶（請參考第五章），擺在這個水晶陣的外圍。

健康與療癒

這個水晶陣可以用於日常保健，也可以療癒特定的健康狀況。它能幫助你將注意力聚焦在「保持健康」上（特別是充滿壓力的時候），也能幫助你引導健康能量傳送到身體需要的地方。

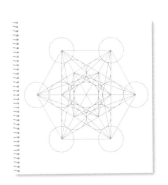

神聖幾何
麥達昶立方體
（請參考第155頁）

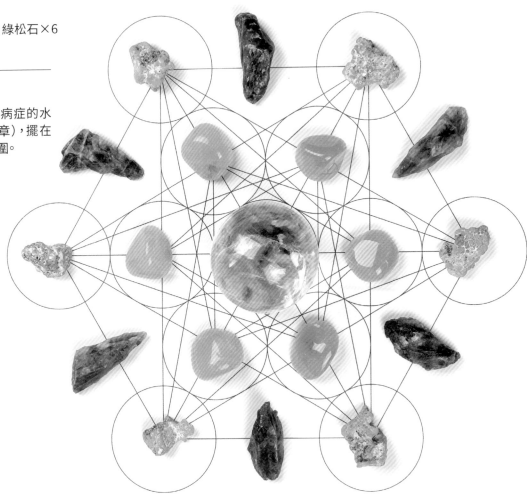

睡眠

無論你是長期失眠，還是因為壓力無法睡好，都可以設置這個水晶陣，帶來品質更好的睡眠時光。只要連續兩周，每晚都在床邊設立這個水晶陣，就可以感受它帶來的長期好處。

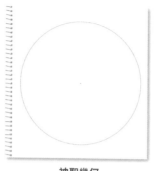

神聖幾何
圓形（請參考第143頁）

焦點石

孔雀石

第一圈水晶

青金石×2

鉀雲母×2

錳方解共生
黃鐵礦×2

額外水晶

在第一圈的每個水晶之間放置孔雀石（×6）

強化石

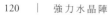

白水晶×18

焦點石

粉晶

第一圈水晶

祖母綠

綠簾花崗石

黑隕石

綠玉髓

粉紅碧璽

鮑文玉

第二圈水晶

月光石×4

玉×4

精靈水晶×4

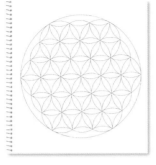

神聖幾何
生命之花（請參考第154頁）

生育力

有時候，你可能找不到無法成功受孕的理由，檢查沒有任何問題，但就是無法成功。這種狀況下，可以與你的伴侶一起設立這個水晶陣，結合你們的能量，並把焦點放在你們的意圖及愛。這個水晶陣要擺多大都可以，你可以按照個人的喜好決定。

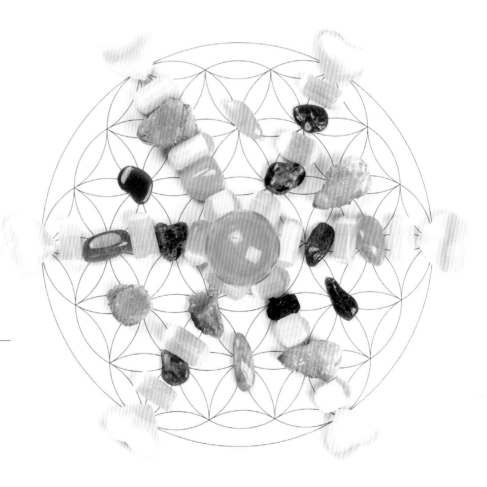

第三圈水晶

透石膏×6
（我使用愛心形狀的透石膏）

強化石

透石膏×18

5
CHAPTER

水晶索引

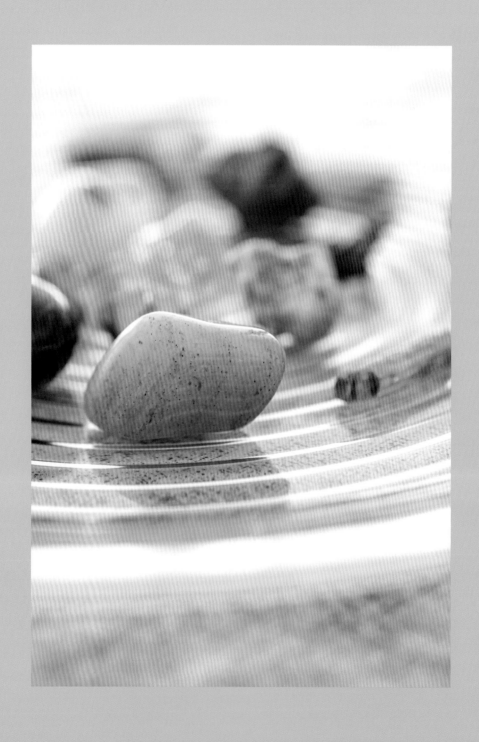

從顏色搜尋水晶

每顆水晶都有自己的天然能量，可以透過水晶陣加以運用。

無論是為了療癒或是在人生中創造正向變化，你一定可以找到適合各種狀況的水晶。

這是一個方便快速查找的顏色索引，內含多種充滿力量的水晶，

它們的能量可以在水晶陣中充分發揮。

紅色

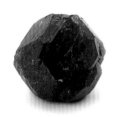

石榴石 GARNET

多以菱形十二面體或梯狀晶體、組合體、集合體或層疊的「片狀」型態呈現。顏色和種類包含紅色、粉色異性石（Eudialyte）、粉色／紅色玫瑰榴石（Rhodolite）、綠色鈣鋁榴石（Grossularite）、翡翠綠色鈣鉻榴石（Uvarovite）、黑色黑榴石（Melanite）、橘色錳鋁榴石（Spessartine）、紅色／紫色鐵鋁榴石（Almandine）、黃綠色鈣鐵榴石（Andradite）、黃色和棕色的黑松來（Hessonite）。

功用：在所有情況中帶來活力
脈輪：心輪
療癒焦點：血液，增進受傷組織的血液流動、排除毒素
水晶陣關鍵字：淨化、勇氣、力量、驅力、幸福、創意、豐盛、改變、覺察、活力、魔法、靈性修煉、流動、人體氣場、情緒創傷、混亂、干擾、架構

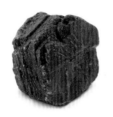

紅寶石 RUBY

紅色的剛玉變種，型態為板狀晶體。

功用：帶來靈性之愛
脈輪：心輪
療癒焦點：血液、心臟、月經週期
水晶陣關鍵字：富足、平衡、能量、長壽、專注、激情、生存意志、靈性智慧、健康、知識、保護、憂慮、從痛苦中解脫、決策、靈光乍現的靈感與愛、夢、冥想、改變、創意、重生、新的開始、遠距療癒、靈魂導師

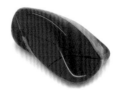

紅碧玉 RED JASPER

一種因為鐵氧化物內含物而變成紅色的石英變種。

功用：帶來方向
脈輪：心輪
療癒焦點：避免生病
水晶陣關鍵字：保護、重生、新想法、出體經驗、冥想、生存本能、夢境回顧

橘色

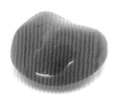

紅玉髓 CARNELIAN
一種橘色、紅色、粉色或棕色卵石的玉髓變種。
功用：帶來能量，有助理解疾病與情緒之間的連結，讓你可以處理情緒並避免生病
脈輪：本我輪
療癒焦點：感染
水晶陣關鍵字：胃口、憤怒、嫉妒、恐懼、怒氣、悲傷、專注、平衡、勇氣、同情心、混亂、消化、生命力、個人力量、羨慕、記憶、演說、聲音、自我價值、架構、研讀、靈感、與靈魂的連結、連結、冥想、好奇、冷漠、表演、鞭策、讓人「感覺更好」的寶石

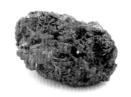

鉻鉛礦 CROCOITE
稜柱狀的橘色晶體、集合體和聚合體。
功用：帶來巨大的改變
脈輪：本我輪
療癒焦點：龐大的壓力、生殖系統
水晶陣關鍵字：直覺、創意、性、改變（特別是巨大的改變）、死亡、憂慮、「離婚寶石」、情緒、放手、釋放

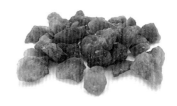

太陽石 SUNSTONE
一種奧長石（亦即斜長石的變體）。因晶體內含物有針鐵礦和赤鐵礦，而擁有閃亮的外觀。
功用：重新帶來活力
脈輪：頂輪
療癒焦點：四肢
水晶陣關鍵字：恐懼、壓力、活力、力量、能量、富足、長壽、靈魂導師、保護

黃色

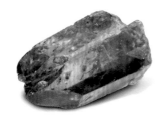

黃水晶 CITRINE
黃色、金色或檸檬色的石英變種，型態為六角柱晶體或晶簇。顏色是由火山熱度等地表活動所造成。有些黃水晶是藉由熱處理加工製成（通常會使用紫水晶）。
功用：帶來富足和財富
脈輪：太陽輪
療癒焦點：消化系統、從手術或受傷中復原
水晶陣關鍵字：富足、成功、幸福、想法、創意、寫作、金錢、財務、工作、職涯、做決定並承擔責任、靈感、教學、學習、研讀、解決問題、新的開始、人際關係、自尊、憤怒、陰陽平衡、勇氣、力量、自信、邏輯、記憶、專注、適應力、覺察、能量、釋放有害情緒、熱情友好

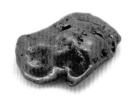

銅礦 COPPER

延展性佳的金屬，會有樹枝狀結晶、片狀和菱面形的晶體。

功用：促進氣和能量流動

脈輪：本我輪

療癒焦點：關節

水晶陣關鍵字：活力、能量、好運、彈性、流動、排毒、行動、轉變、改頭換面

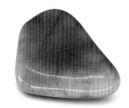

金綠柱石 HELIODOR

黃色／金色的綠柱石變種，型態常見為六角柱形，偶爾會出現錐狀的尖端。有時會被稱為黃金海水藍寶（Golden aquamarine）。

功用：有益於心理平衡

脈輪：太陽輪、頂輪

療癒焦點：肝臟

水晶陣關鍵字：心理、溝通、保護（特別是當你離開家、車子或家人時）、找到答案、同情心、心理平衡

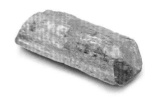

帝王黃玉 IMPERIAL TOPAZ

金色柱狀晶體和沖積卵石。

功用：帶來全宇宙相互連結和合一的感受

脈輪：太陽輪、頂輪

療癒焦點：與壓力相關的症狀

水晶陣關鍵字：連結、吸引力、心靈能量、創意、思緒、想法、目標、成功、保護、放鬆、冥想、靈感、消除壓力、細節

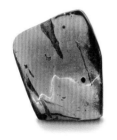

琥珀 AMBER

來自史前時代樹木的化石化樹脂，可能會有動物或植物物質的內含物。顏色有黃色、橘色、棕色和綠色（人工製成）。

功用：有利於提升記憶

脈輪：太陽輪

療癒焦點：過去

水晶陣關鍵字：過去、記憶、智力、做選擇、淨化身心靈或空間、好運、保護、夢、目標、理想、婚姻、排毒、陰陽平衡、情緒障礙、使人平靜、釋放壓力、溝通（特別是想法）、放手

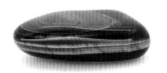

虎眼石 TIGER'S EYE

石英家族的成員之一，虎眼石因其石棉纖維結構會有貓眼效應（一種光學反射效應），與貓眼石相似但不同。有金色、黃色、棕色、藍色的鷹眼石（Hawk's eye）和紅色的鷹眼石（Falcon's eye）。

功用：帶來勇氣

脈輪：太陽輪

療癒焦點：消化

水晶陣關鍵字：「放手去做」、直覺、力量、新的開始、成功、福祉、遠距療癒、讓思緒更敏銳、調查、科學研究、開放性、豁達、富足、金錢、豐盛、陰陽平衡、想法、冷靜、驅除恐懼、無憂無慮、振奮士氣、自發性、改善自我傷害的行為、接地

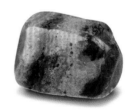

大黃蜂石 BUMBLE BEE JASPER

其黃色、黑色和灰色的帶狀紋路容易聯想到大黃蜂；有些人會因為這些紋路而傾向將之視為一種瑪瑙。它的成分中包含硫和砷，所以觸摸後若要吃東西，請務必先洗手。

功用：有助提升自尊

脈輪：本我輪、太陽輪

療癒焦點：身體活力、過敏

水晶陣關鍵字：工作、忙碌、繁忙、共同努力、團隊合作、分享、甜蜜、苦惱、活力、能量、富足、家庭

綠色

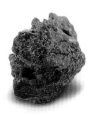

亞歷山大石 （紫翠玉）
ALEXANDRITE

綠色的金綠玉變種，在人造光下看起來是紅色的。通常是小型集合體，罕見的狀況是晶體。

功用：帶來情緒和心理平衡

脈輪：心輪

療癒焦點：神經損傷、失智

水晶陣關鍵字：過去的課題、前世、重生、青春、創意、覺察、自尊、好運

東菱玉 AVENTURINE

一種有雲母內含物的石英，因而有閃亮或反光的效果。通常是綠色，還可能會有藍色、白色、紅色／桃紅色和棕色。

功用：帶來成功

脈輪：心輪

療癒焦點：肌肉

水晶陣關鍵字：快速反應、速度、使人平靜、保護並緩和情緒、放鬆、考試、創意、動力、陰陽平衡、決策力、領導力、靈魂導師、「能量吸血鬼」

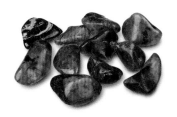

鳳凰石 CHRYSOCOLLA

以層疊的薄板狀、葡萄狀晶體，或集合體和晶簇的型態出現，顏色為藍色／綠色。

功用：加速其他水晶的效果

脈輪：心輪

療癒焦點：月經週期、月亮週期、行為週期

水晶陣關鍵字：創意、消化想法、行動、自由、恐懼症、性、緊繃、感覺更好、懷孕、嬰兒、破碎的心、療癒大地、緩解充滿壓力的情況、釋放負面情緒、提振人際關係、安穩睡眠、呼吸

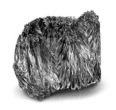

綠龍晶／斜綠泥石
SERAPHINITE ／ CLINOCHLORE

綠／白色、透明和黃色集合體的綠泥石，有時候會是晶體的型態。

功用：滋養

脈輪：心輪

療癒焦點：危急狀態

水晶陣關鍵字：人際關係、破碎的心、對未知感到恐懼、跟天使與守護靈連結、養育／滋養、靈性之愛

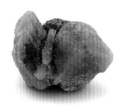

祖母綠 EMERALD

綠色的綠柱石變體，型態常見為六角柱形，偶爾會出現錐狀的尖端。

功用：帶來幸福

脈輪：心輪

療癒焦點：肝臟

水晶陣關鍵字：平衡、架構、看得清晰、生育力、成長、心與靈魂、誠實、記憶、耐心、活力

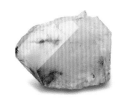

斜矽鋁銅 AJOITE

通常包裹在石英晶體中，以綠幽靈水晶的樣貌出現，罕見的狀況下會是晶簇。

功用：以愛代替恐懼

脈輪：心輪

療癒焦點：帶來青春的氣息

水晶陣關鍵字：表達真實的自己、使人平靜、愛自己、欣喜、自信、容忍、創意、接觸靈體

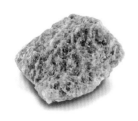

天河石 AMAZONITE

為綠色（通常是不透明）的微斜長石（長石的一類），型態為晶體和集合體。顏色從黃綠色到藍綠色都有可能。

功用：帶來內心的平靜

脈輪：心輪

療癒焦點：神經系統

水晶陣關鍵字：使人紓緩和安定、緊張、壓力、人體氣場、創意、心煩意亂、讓人「感覺更好」的寶石

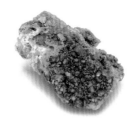

透視石 DIOPTASE

亮翠綠色的柱狀晶體和集合體。

功用：了解不舒適的原因

脈輪：全部，特別是心輪

療癒焦點：胃部

水晶陣關鍵字：富足、防禦、平衡、陰陽平衡、循環、釋放、情緒穩定、內在力量、活力、活在當下、健康的嬰兒、改變、目標更新、消化想法、理想、前世、紓緩、餵養

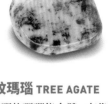

樹紋瑪瑙 TREE AGATE

不透明的瑪瑙集合體，有像樹葉般的綠色和白色花紋。

功用：看見一切美好的那面

脈輪：心輪

療癒焦點：驚嚇

水晶陣關鍵字：絕佳的冷靜效果、安撫、小我、靈性成長、植物、花園、「綠手指」、溫和療癒

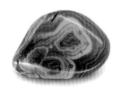

孔雀石 MALACHITE

常見為晶體聚合、晶簇、葡萄狀晶體和放射纖維狀的晶簇。單一柱狀晶體的型態很罕見，通常都是藍銅礦的孔雀石假晶[7]，晶體會帶有更多帶痕。孔雀石顏色是綠色，常帶有各種色調的綠色和黑色帶痕。

功用：療癒

脈輪：心輪

療癒焦點：心臟、情緒

水晶陣關鍵字：情緒平衡、使人平靜、振奮精神、安穩睡眠、睡眠中止、視力清晰、耐久力、心與靈魂、同一個情況不同角度的觀點、冥想、再生、新的開始

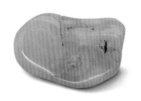

葡萄石 PREHNITE

型態多為大量葡萄狀／球狀結構、層疊的片狀、柱狀等。有綠色、黃色、白色和棕色。

功用：在生活中找到真實靈性道路

脈輪：心輪、眉心輪

療癒焦點：腎臟

水晶陣關鍵字：預言、視覺化、冥想、平靜、安定、放手、夢、回想夢境、占卜、靈感、流動

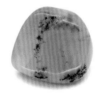

綠玉髓 CHRYSOPRASE

綠色或黃色（檸檬黃）的玉髓變種。

功用：帶來透澈的想法和內心，幫助你找到並接受壓力的來源

脈輪：心輪、眉心輪

療癒焦點：心理健康

水晶陣關鍵字：看穿心中的迷霧、平靜、抑鬱、自信、平衡、打破模式、壓力、冥想、謙虛、不評判、接受他人、接受自我、破碎的心、靈巧、生育力、性、讓人「感覺更好」的寶石

---

7. 譯註：pseudomorph，全稱為假象晶體，指某種礦物已經變異為另一種礦物，故擁有不同的顏色、硬度等化學特質，但仍保持舊有的結晶形狀。

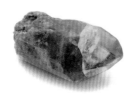

橄欖石 PERIDOT

小型綠色柱狀晶體和集合體，還會有紅色、棕色和黃色的。也被稱為翠綠橄欖石（Chrysolite）或貴橄欖石（Olivine）。

功用：帶來和平

脈輪：心輪

療癒焦點：癌症造成的影響

水晶陣關鍵字：酸鹼平衡、上癮、排毒、消化想法、知足、情感障礙、突破、行動、動機、壓力、讓人「感覺更好」的寶石、增加體重、行為模式和周期、免受外界影響、提升自我、幸福、啟迪、冥想、整體身體健康、分娩、新的開始、重生

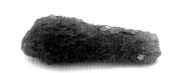

捷克隕石 MOLDAVITE

綠色的黑隕石，來自於隕石墜落地球表面時，隕石及地球本身因衝擊力道熔化而成，導致此礦石的成分重組為天然玻璃材質；元素部分來自地球、部分來自太空。

功用：帶來可能的契機

脈輪：眉心輪

療癒焦點：生理和心理平衡

水晶陣關鍵字：機運、新的可能、新的體驗、新的機會、改變心態、冥想、夢、催眠、發現、旅行

玉 JADE

為礦物顆粒構成的緻密塊狀，顏色多樣，包含綠色、橘色、棕色、藍色、奶油色、白色、薰衣草紫、紅色、灰色和黑色。可分為硬玉（Jadeite）和軟玉（Nephrite）。

功用：帶來智慧

脈輪：心輪

療癒焦點：女性生殖系統，包含輸卵管、生育力、卵巢、月經週期、月經、經痛、經前症候群（PMS）、經前緊張症、陰道和子宮

水晶陣關鍵字：保護免於意外、平衡、信心、勇氣、孩子的第一顆寶石、情緒平衡、接地、正義、長壽、謙虛、消極負面、智慧、同情心、夢、目標、理想、與古代文明和智慧連結、保護、內外在的和平、靈性世界、解決問題、尋找答案

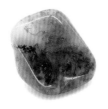

苔紋瑪瑙 GREEN MOSS AGATE

透明或半透明的綠色、白色或無色的瑪瑙集合體，有苔蘚般的圖樣。有可能會是紅色、黃色、棕色、黑色或藍色。

功用：幫助成長

脈輪：心輪

療癒焦點：消化

水晶陣關鍵字：冷靜、壓力、釋放壓力、淨化、排毒、出現新的想法、創造力、財富、富足、釋放受困的情緒、積極性

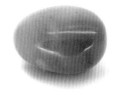

鮑文玉 BOWENITE

晶粒狀的綠色葉蛇紋石集合體，也被稱為透蛇紋石（new jade）。

功用：自由地踏上個人旅程

脈輪：心輪

療癒焦點：膽固醇

水晶陣關鍵字：愛、友誼、與祖先的連結、悲傷、生意成功、富足、個人目標和抱負、澈底擺脫過去、釋放過去的創傷、靈魂伴侶、移除自己製造的阻礙、改變、冒險、冥想、答案、洞察力、喜悅、幸福、生育力、保護免於敵人的傷害

粉紅色

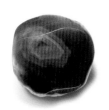

粉色條紋瑪瑙
PINK BANDED AGATE

帶有粉色、白色（偶爾出現灰色）條紋或紋樣的瑪瑙變種。

功用：提升女性氣質

脈輪：心輪、本我輪

療癒焦點：神經系統

水晶陣關鍵字：愉悅、柔軟、神祕學、創意、養育、解決方案、解決問題、注意細節、宇宙之愛、看到全貌、排毒、知足、壓力

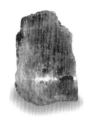

紫鋰輝石 KUNZITE

粉色的鋰輝石變種，型態為扁平柱狀晶體，有許多垂直的擦痕。也有可能是紫紅色、藍色、綠色（翠綠鋰輝石）、黃色或透明。晶體可能會有兩個或三個不同顏色。

功用：帶來控制

脈輪：心輪

水晶陣關鍵字：慾望、信念、行為模式、成癮行為、戒菸、冷靜、希望、魅力、性、自尊、青春、表達、愛、流動、消除障礙、環境中的負能量、保護、防護罩、定心、冥想、讓人「感覺更好」的寶石、成熟、能量阻礙

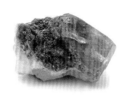

摩根石 MORGANITE

粉色的綠柱石變種，型態常見為六角柱形，偶爾會出現錐狀的尖端。

功用：愛

脈輪：心輪

療癒焦點：填滿心中因失去而產生的空虛

水晶陣關鍵字：人際關係、死亡、失去、喪親、愛、豁達、靈魂導師、冷靜、冥想、智慧、儀式、從不同角度看事物、思路清晰、節省時間、身體療癒

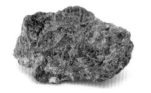

異性石 EUDIALYTE

粉色的石榴石變種，常常與其他礦石夾雜，例如碧璽或方解石。

功用：開放心胸

脈輪：心輪

療癒焦點：眼睛疾病

水晶陣關鍵字：開放的心胸、情緒釋放、連結、過去、童年、前世、祖先、愛自己、寬恕、改變、變化

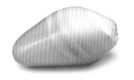

錳方解共生黃鐵礦
MANGANOAN CALCITE

有粉色和白色條紋的集合體。

功用：帶來冷靜

脈輪：心輪

療癒焦點：創傷

水晶陣關鍵字：愛、和平、安寧、冷靜、睡眠、夢、平靜、情緒、感受

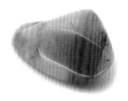

粉紅蛋白石 PINK OPAL

粉色的集合體，有時候會出現暈色。

功用：帶來全新的開始

脈輪：心輪

療癒焦點：心臟和肺部

水晶陣關鍵字：重生、更新、愛、行為模式、冷靜、清空雜亂的思緒，重新思考、靈性覺醒、自我療癒、開始、冥想、心靈、撫慰、新的開始

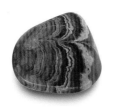

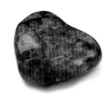

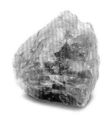

紅紋石 RHODOCHROSITE

常為集合體、晶簇、葡萄狀結構，罕見的狀況會是小型柱狀晶體。顏色從淡粉紅色到深紅色、黃色、橘色和棕色不等。如果紅紋石經過轉鼓拋光，通常會有粉色和白色帶狀紋路。

功用：帶來激情

脈輪：心輪

療癒焦點：二十一世紀常見的壓力

水晶陣關鍵字：流動、循環、自信、勇氣、力量、強健的心、記憶、過去、使人平靜、智慧、嬰兒的健康、音樂、寫作、性、陰陽平衡

薔薇輝石 RHODONITE

粉色或紅色的片狀結晶和集合體，也會出現綠色、黃色和黑色；通常會有錳金屬的內含物，因此帶有網狀的黑色線條。

功用：接地、在物質世界中感受到愛

脈輪：心輪

療癒焦點：心理平衡

水晶陣關鍵字：平衡、安寧、使人平靜、清晰、記憶、時間、自尊、敏感度、音樂、陰陽平衡、無私的靈性之愛、一致、注重細節、溝通

粉晶 ROSE QUARTZ

粉色結晶集合體，偶爾狀況會出現小型六角柱狀晶體。

功用：愛

脈輪：心輪

療癒焦點：情緒（相當於為情緒洗一次放鬆的泡泡浴）

水晶陣關鍵字：愛、人際關係、浪漫、性、性驅力、生育力、突破、好運、幸運、青春、冷靜、仁慈、和平、歡愉、幸福、放鬆、知足、信心、寬恕、純真、悲傷、技能、能力、天賦、使人平靜、信任、童年、情緒、平靜、創意、藝術、音樂、寫作、想像力、排毒

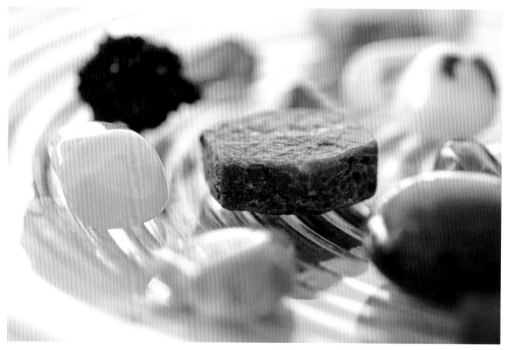

粉晶能給情緒一整天的放鬆療程。將紅寶石和粉晶放在一起可以為靈性之愛帶來祝福。

彩虹色

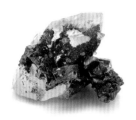

黃銅礦 CHALCOPYRITE

以正八面體結晶、集合體，或是有楔形面的四面體結晶的型態出現。顏色有金色、藍色、綠色和紫色，通常會有明亮的暈色。顏色是因為表面天然氧化而來，摩擦可能會讓明亮的顏色消失而顯露出灰色的石頭原貌。

功用：平衡能量氣場

脈輪：頂輪

療癒焦點：藥物治療的副作用

水晶陣關鍵字：知覺、靈性能力、連結、與宇宙的連結、移除能量障礙、排毒、冥想、耐久力、氣的流動、成長

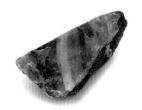

蛋白石 OPAL

擁有多種顏色的集合體，包含常見的白色（一般蛋白石）、粉色、黑色、米白色、藍色、黃色、棕色、橘色、紅色、綠色和紫色，有時候會有多色的暈色——顏色是因為光線在結晶體內繞射產生。一般蛋白石沒有繞射光柵的結構，因此是透明無色。

功用：將好和不好的特質浮現——這樣你才能處理不好的課題

脈輪：心輪、喉輪、頂輪

療癒焦點：雙眼

水晶陣關鍵字：創意、靈感、想像力、允許、記憶、靈性能力、薩滿靈視、排毒、願景、分娩、流動、激情

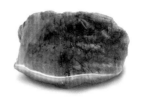

拉長石 LABRADORITE

含有鈉長石的斜長石集合體，有時會是球形結晶的型態。有可能是無色、灰綠色、淺綠色、藍色或灰白色。明亮的藍色、紅色、金色和綠色爍光，是來自於光線因寶石內含金屬產生的繞射。

功用：讓魔法發生

脈輪：頂輪

療癒焦點：人體氣場

水晶陣關鍵字：魔法、人體氣場、穩定性、能量流動、脈輪、左右腦活動、魔法和科學、直覺和智力、思維敏銳度、靈感、獨創性、可能性、安全感、冷靜、自信、和平

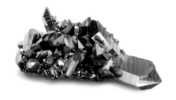

鈦石英 TITANIUM QUARTZ

與鈦金屬和鈮金屬結合的石英結晶。

功用：幫助你找到生命中的自我真實道路

脈輪：頂輪、全部

療癒焦點：體液、脫水、水腫

水晶陣關鍵字：定心、開放、其他觀點、冥想、能量流動、變化、職涯、決策、感官、人體氣場、讓人「感覺更好」的水晶、方向、可能性

蛋白石可以點燃創造力和激情之火。

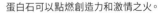

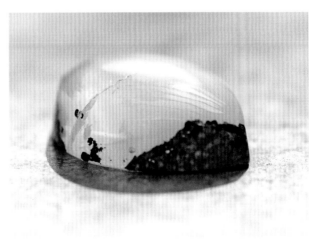

多色

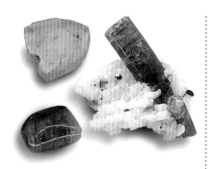

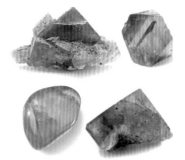

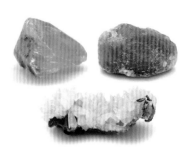

碧璽 TOURMALINE

垂直條紋的斜方晶體，類別包含綠碧璽（Verdelite）、藍碧璽（Indicolite）、粉紅鋰電氣石（Elbaite）、紅鋰電氣石（Rubellite）、黃碧璽（Tsilasite）、黑色碧璽（Schorl）、棕色鈉鎂碧璽（Dravite）、內粉外藍綠的西瓜碧璽（Watermelon tourmaline，顏色也可能是外粉內藍綠）、雙色的、三色的、有白色核心的萊姆綠碧璽、無色碧璽（Achroite）和薰衣草紫碧璽。

本書中出現過的顏色：綠色、粉色、黑色、西瓜和藍色

功用：保護

脈輪：所有（不同顏色對應不同脈輪）

療癒焦點：心靈

水晶陣關鍵字：平衡、使人平靜、新挑戰、信心、暢通、開放性、自由、積極正向、談判、技能、天賦、無憂無慮、排毒、保護、靈感、自信，陰陽平衡、人體氣場、覺察、靈性能力、療癒能力、連結、左／右腦、團隊、創意、內在自我、笑聲、喜悅、幸福

螢石 FLUORITE

正立方體、正八面體或十二面體的晶體或集合體。顏色包含紫色、透明、藍色、綠色、黃色、棕色、粉色、紅色、黑色和彩虹螢石，其中可能有綠色、紫色、藍色、透明／無色的帶狀條紋。螢石常見的別名為氟石（Flour spar）。

本書中出現過的顏色：黃色、彩虹色、綠色和藍色

功用：帶來專注、從混亂中理出秩序

脈輪：眉心輪

療癒焦點：感染

水晶陣關鍵字：結構、組織、使人平靜、專注、減少壓力、決策、專心、人際關係、群體、冥想、排毒、照護人員、體重管理、科技

方解石 CALCITE

型態為集合體、鐘乳石狀、偏三角面體和菱面體結晶。常見的顏色有綠色、藍色、黃色、金色、橘色、透明（冰洲石）、白色、棕色、粉色、紅色、黑色、灰和粉色（鈷方解石）。

功用：平衡

本書中出現過的顏色：紅色、橘色、金色、綠色、藍色、白色、冰洲石和鈷方解石

脈輪：所有（不同顏色對應不同脈輪）

療癒焦點：情緒

水晶陣關鍵字：平衡、情緒、使人平靜、信心、壓力、陰陽平衡、讓人「感覺更好」的寶石、旅行、引導傳訊、教學、研讀、學習、藝術、科學、從宏觀角度看事情、成長

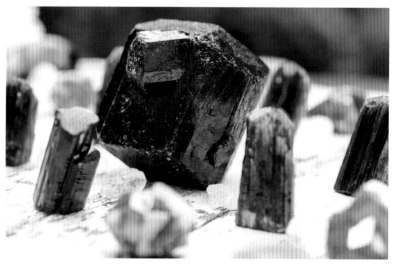

碧璽可以提供保護，讓你的能量免於負面能量的影響。

藍色

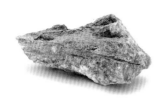

藍線石 DUMORTIERITE

以藍色和粉色／棕色集合體的型態
出現。

功用：了解身體不適的原因

脈輪：眉心輪

療癒焦點：韌帶

水晶陣關鍵字：潛藏的靈感、興
奮、固執、堅毅、胸有成竹、耐
力、耐心、溝通、表達、幫助你表
達自己的想法

藍銅礦 AZURITE

為天藍色或淡藍色的集合體、礦瘤
型態，罕見的狀況會是片狀和柱狀
晶體。

功用：帶來想法和靈性訊息

脈輪：喉輪

療癒焦點：神經系統

水晶陣關鍵字：創意、靈感、想
像力、心靈能力、表達、同情、憐
憫、無私、藝術、音樂、表演

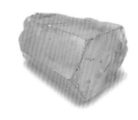

海水藍寶 AQUAMARINE

藍色／綠色的綠柱石變種，型態常
見為六角柱形，偶爾會出現錐狀的
尖端。

功用：保護旅行者

脈輪：喉輪

療癒焦點：體液

水晶陣關鍵字：保護、旅行、使人
平靜、溫和、冷靜、溝通、勇氣、
智力、研讀、學習、汙染物、流動
（使事情成真）、沖走障礙、靈性
覺察、靈性發展、定心、關於自己
的真相、自我覺察、內在自我、高
我、同情、接受、冥想、責任、寬
容、遠見

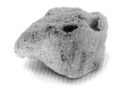

綠松石 TURQUOISE

藍色、綠色或藍／綠色的集合體、
晶殼，罕見的狀況會是小且短的柱
狀晶體。

功用：看清自己的道路並且前進

脈輪：喉輪

療癒焦點：過敏

水晶陣關鍵字：多用途的療癒水
晶、結構、喉嚨、溝通、公開演
講、創意表達、勇氣、情緒平衡、
友誼、再生、愛、旅行、保護旅行
者、排毒、冥想、靈性接觸、出體
經驗、提升靈性、內心平靜、保護
財產、免受意外傷害、陰陽平衡、
寫作、心靈能力、智慧、看到凡事
美好的一面、豁達、同情、浪漫、
積極、復原

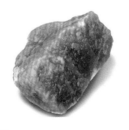

天使石 ANGELITE

藍色／白色礦瘤、集合體，偶爾會
是晶體。

功用：帶來連結

脈輪：喉輪

療癒焦點：心靈和靈性療癒

水晶陣關鍵字：安全感、舒適、悲
傷、覺察、溝通、靈性指引、導引
通訊、心靈感應、連結、天使、靈
魂導師、圖騰動物、平衡、保護、
出體經驗、數字、和平、寧靜、平
靜、重生、感官感受

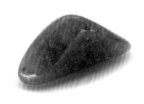

藍玉髓 BLUE CHALCEDONY

淡藍色的玉髓變種。

功用：情緒表達

脈輪：喉輪

療癒焦點：童年課題

水晶陣關鍵字：釋放、放手、過
去、溝通、表達、寬恕

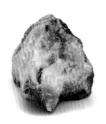

拉利瑪 LARIMAR

以集合體型態出現的針鈉鈣石（Pectolite），經常形成放射狀集合體。顏色包含藍色、綠色、灰色和紅色（幾乎都帶有白色）。

功用：提供溫和的療癒能量

脈輪：心輪

療癒焦點：物質世界中的成癮問題

水晶陣關鍵字：舒緩、自由、和平、表達、大地療癒、看到真實的自己、內在自我、自信、接納

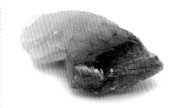

藍石英 BLUE QUARTZ

透明或白色的石英，其中有藍碧璽內含物。注意：還有其他礦物也被稱為「藍石英」，例如蘇打石、菱鐵礦、藍線石等，但並非這裡所指涉的種類。

功用：帶來祝福

脈輪：喉輪

療癒焦點：新陳代謝

水晶陣關鍵字：連結、宇宙、靈性指引、溝通、表達、思緒清晰、釋放、接地、能量轉換、福祉、情緒平衡、幸福、冷靜、和平、內向、信念、自信、信任、自力更生、自發性、知足、快樂、活力、覺察、心靈感應、洞察力、真相

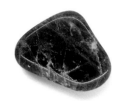

蘇打石 SODALITE

藍色或藍色與白色的集合體、礦瘤，罕見的狀況下會出現正十二面體或六角形柱狀晶體。也有可能是灰色、綠色、黃色、白色、紅色或無色。

功用：提升自尊

脈輪：眉心輪

療癒焦點：淋巴系統

水晶陣關鍵字：使人平靜、平衡、創意表達、耐久力、信心、力量、睡眠、敏感度、知覺、青春、嬰兒、沉著、組織、自信心、自尊、情感交流、想法、群體

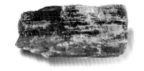

藍晶石 KYANITE

型態為刃狀晶體、纖維狀和集合體。顏色包含藍色、黑色、灰色、白色、綠色、黃色和粉色。

功用：幫助你有自信地為自己說話

脈輪：喉輪

療癒焦點：脈輪校準

水晶陣關鍵字：聲音、表達、溝通、喉嚨、歌聲、安寧、冷靜、堅毅、理性、冥想、連結、靈性指引、夢境回顧、夢境理解、陰陽平衡、靈療能力的點化（attunement）、神聖儀式、心靈能力、覺察、耐力、持久力、流動

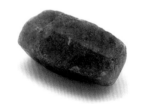

藍寶石 SAPPHIRE

剛玉變種，有許多顏色，除了紅色（紅寶石）不是。通常是藍色，但也有黃色、綠色、黑色、紫色、粉色和白色。

功用：實現抱負

脈輪：眉心輪

療癒焦點：腺體

水晶陣關鍵字：夢想、目標、情緒平衡、慾望、智慧、青春、架構、連結、靈性指引、凡事看到美好的一面、舒適、知足、豁達、幸福、喜悅、樂趣、直覺、祖先、阿卡西紀錄、出體經驗

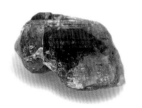

丹泉石 TANZANITE

黝簾石的變種，型態為集合體或柱狀條紋晶體，通常是藍色，也有可能是黃色、灰色／藍色或紫色。

功用：帶來結果

脈輪：喉輪、眉心輪、頂輪

療癒焦點：雙眼

水晶陣關鍵字：溝通、心靈能力、靈性指引、冥想、視覺化、魔法、耐力、內在力量、活力、積極性

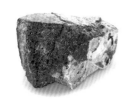

青金石 LAPIS LAZULI

型態為岩石、正立方體或正十二面體的晶體和集合體。幾乎都會含有青金石[8]、方解石和黃鐵礦。

功用：帶來夢想和夢境

脈輪：眉心輪

療癒焦點：骨架、骨骼

水晶陣關鍵字：架構、組織、創意表達、幸福、愉悅、和平、放鬆、活力、智慧、心靈能力、天賦、才能、技能、夢、願景、忍受力、耐力、排毒、陰陽平衡、人際關係、讓人「感覺更好」的寶石、睡眠、平衡

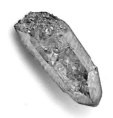

水光水晶 AQUA AURA

一種與黃金結合的石英晶體，多為美麗、幾乎透明的藍色晶體和晶簇。

功用：帶來積極性

脈輪：眉心輪、喉輪

療癒焦點：創傷

水晶陣關鍵字：人體氣場、溝通、保護、心靈能力、積極性、自信、幸福、失去、悲傷、讓人「感覺更好」的寶石、知足、復原、舒適、發現

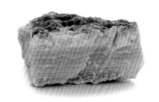

藍紋瑪瑙 BLUE LACE AGATE

有藍色和白色帶狀紋路的瑪瑙變種。

功用：帶來冷靜

脈輪：喉輪

療癒焦點：喉嚨（說出你的真心話）

水晶陣關鍵字：溝通、溫柔、冷靜、平衡、情緒、視力、演說、靈性、靈性想法、協調、誠實、表達

紫羅蘭色

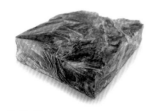

紫龍晶 CHAROITE

紫羅蘭色的集合體，有時會有白色石英和黑色錳礦內含物。

功用：將靈性經驗帶進現實生活中

脈輪：頂輪

療癒焦點：學習障礙

水晶陣關鍵字：打破循環、分析、釋放舊的人際關係、拉長注意力、活在當下、機會、冥想、超視覺力、直覺、向前邁進、排毒

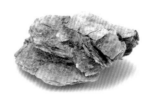

鋰雲母 LEPIDOLITE

常以集合體和層疊的板狀（或書頁狀）、短柱狀和片狀晶體的型態出現。可能為無色、薰衣草紫（粉色到紫色）、黃色、灰色、透明或白色。

功用：有助學習

脈輪：心輪、眉心輪

療癒焦點：壓力相關症狀

水晶陣關鍵字：學習、知識、想法、覺察、壓力、滿足感、喜悅、幸福、狀態轉換、死亡、改變、成癮性格、出體經驗、出生、重生、信任、冷靜、富足、青春、自信

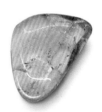

紫黃晶 AMETRINE

紫水晶和黃水晶的混合體，顏色是紫色和金色。

功用：提升對靈性智慧理解

脈輪：太陽輪、頂輪

療癒焦點：生理、心理、情緒和靈性的阻礙

水晶陣關鍵字：陰陽平衡、靈感、創意、冥想、平靜、安寧、人體氣場、放鬆、寬容、理解、豁達、出體經驗、改變

---

8. 譯註：Lazurite，Lazurite 和 Lapis lazuli 為不同礦物，但坊間一般混用青金石這個譯名。

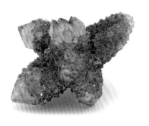

精靈水晶 SPIRIT QUARTZ

紫水晶（紫色）或白水晶（白色）的變種，有時候會有橘色／棕色的鐵礦內含物或表面帶有點狀痕跡。

功用：帶來歸屬感

脈輪：頂輪

療癒焦點：你的黑暗面

水晶陣關鍵字：社交、群體、工作環境、運動、團隊、團隊建立、悲傷、生育力、富足、情緒釋放、重振、出體經驗、夢、保護、耐心、自尊、過去的經驗、前世、重生、害怕成功、心靈能力、內在自我、高我、流動、行為模式、排毒、冥想、施展魅力

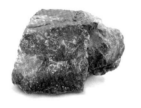

舒俱徠石 SUGILITE

紫羅蘭色的集合體，罕見的狀況會是細小晶體。

功用：能整合病中的身心連結（對大多數疾病的治療都會有幫助）

脈輪：頂輪

療癒焦點：整體、全身療癒

水晶陣關鍵字：平衡、自信、勇氣、挑戰、孩童、靈性之愛、靈魂接觸、人生道路、任務、寬恕、怪癖、友誼、友善、柔和、喜悅、幸福、安寧、冷靜、知足、豁達、逾越、歡喜、振奮、創意

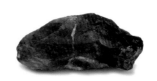

超級七 SUPER SEVEN

含有七種共生礦：紫水晶、黃磷鐵礦（Cacoxenite）、針鐵礦、鋰雲母、白水晶、金紅石和煙水晶。只能在巴西找到超級七，即使小顆的礦石中可能沒有上述全部的七種礦物，但仍能提供完整的療癒力。超級七也被稱為神聖七（Sacred seven）和旋律石（Melody stone）。

功用：促成夢想、目標或理想的進展或實現

脈輪：全部

療癒焦點：業力

水晶陣關鍵字：人體氣場、連結、靈性指引、覺察、心靈能力、真相、靈性連結、愛、人際關係、輪迴、前世、和平、和諧、創意、大地療癒

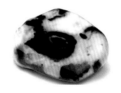

紫澳寶／紫色蛋白石
PURPLE RAY OPAL ／ VIOLET FLAME OPAL

自然產生的集合體，混合了一般的白色蛋白石和紫色蛋白石。

功用：從自己創造出的阻礙中解放

脈輪：頂輪、心輪

療癒焦點：過去、前世

水晶陣關鍵字：連結、儀式、天使、靈魂導師、安寧、寧靜、紓緩、使人平靜、情緒、覺察、心靈能力、淨化、內在力量、勇氣、愛、和平、和諧

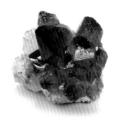

紫水晶 AMETHYST

一種石英變種，型態為晶體和集合體，其紫色是來自錳和鐵的內含物，有些少見的品種是近乎黑色（很罕見），其他則有混雜紫色和白色交雜斑紋的雪佛龍紫水晶（Chevron amethyst）和綠色的綠紫晶（Prasiolite）——後者因礦物質內含物而變成綠色。

功用：協助在人生中向前進

脈輪：頂輪

療癒焦點：血液感染、頭部

水晶陣關鍵字：行為模式、平靜、冷靜、淨化、排毒、清淨、忠誠、貞節、冷卻激情、情緒能量、悲傷、思鄉、睡眠、自信、放鬆、談判技巧、敏感度、為儀式進行淨化、冥想、與靈氣連結、靈性、靈魂接觸、平衡、人體氣場、保護、責任、決策、財富、商業成功、脾氣、流動、改變、療癒不舒適的緣由、公開演講、聆聽、改善姿勢不量、自尊、生存本能

白色

赫基蒙鑽石
HERKIMER DIAMOND

一種透明、粗短的雙端石英結晶，僅產於美國紐約州的赫基蒙郡。（其他「鑽石類型」的石英則來自巴基斯坦、墨西哥、羅馬尼亞和突尼西亞，雖然這些也是很棒的水晶，但跟赫基蒙鑽石並不相同。）

功用：提供克服困境的力量

脈輪：頂輪

療癒焦點：DNA基因療癒

水晶陣關鍵字：壓力、淨化、自發性、活在當下、勇氣、放鬆、新的開始、靈氣療法的點化、能量、人群、連結、心靈能力、記憶力、排毒、柔軟、鎮定

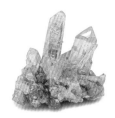

天使水光水晶
ANGEL AURA QUARTZ

一種與白金和銀結合的石英。

功用：同理心

脈輪：所有

療癒焦點：業力

水晶陣關鍵字：連結、天使、人體氣場、保護、阿卡西紀錄、滋養、照護人員、愛、和平、和諧

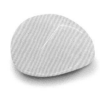

透鋰長石 PETALITE

以透明、白色、粉色、灰色、綠色／白色和紅色／白色的集合體型態出現。

功用：帶來堅定信念的勇氣；鼓勵你繼續走下去

脈輪：頂輪

療癒焦點：癌症的影響

水晶陣關鍵字：靈性、連結、天使、靈魂導師、圖騰動物、薩滿靈視、出體經驗、內心平靜、冥想、敏捷、靈巧、彈性、人體氣場、心靈能力、陰陽平衡

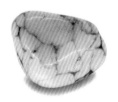

白紋石 HOWLITE

型態為白色或米白色的礦瘤、集合體，罕見狀況為晶體。白紋石常常被染色以仿造為其他更貴重的寶石。

功用：提升判斷力

脈輪：頂輪

療癒焦點：免疫系統

水晶陣關鍵字：冷靜溝通、記憶、行動、目標、無私、壓力、善意、喧鬧行為、情緒表達、學習、粗鄙行為

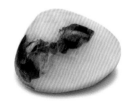

冰晶石 CRYOLITE

型態為白色或米白色的半透明集合體。

功用：指引靈性旅程的方向

脈輪：頂輪和心輪

療癒焦點：腦部

水晶陣關鍵字：決策、靈魂導師、天使、啟迪、連結、成長、潛能、情緒、釋放、靈魂道路、目標、聚焦、覺察、愛、能量、冷靜、公開演講

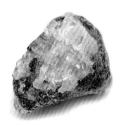

矽鈹石 PHENACITE

無色（或被染色）的菱面體和纖細的柱狀晶體、集合體以及纖維球狀型態。

功用：帶來各種程度的療癒

脈輪：頂輪和眉心輪

療癒焦點：心理健康

水晶陣關鍵字：覺察、冥想、能量、淨化、聚焦、安寧、使人平靜

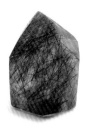

鈦晶 RUTILATED QUARTZ

有銀色、金色或黑色針狀金紅石的石英變種。

功用：帶來新生

脈輪：眉心輪、頂輪

療癒焦點：抑鬱

水晶陣關鍵字：冷靜、平衡、幸福、喜樂、活力、力量、活動、積極性、青春、目的

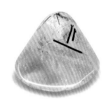

電氣石水晶 TOURMALINATED QUARTZ

一種內部有黑色棒狀碧璽生成物的石英變種。

功用：帶來解答

脈輪：全部

療癒焦點：神經系統

水晶陣關鍵字：童年經驗、經驗、行為模式、幸福、喜樂、激情、自信、內在力量、解決問題、探索、冒險、內在自我、自我覺察

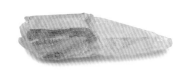

透石膏 SELENITE

一種結晶化的石膏，通常是透明或白色。

功用：對自然週期有益

脈輪：頂輪

療癒焦點：皮膚狀況

水晶陣關鍵字：敏感度、生育力、性驅力、善意、願意、協助、架構、青春、光明、長壽、週期、模式

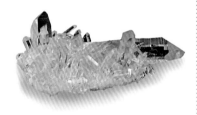

白水晶 QUARTZ CRYSTAL

透明或白色的六角柱狀晶體和集合體，有時會有內含物。石英是地球表面蘊含量最豐沛的礦石，我們腳下的大地也有超過70%是由石英和其他相同或不同的矽酸鹽組成的。白水晶相對之下較為稀有，而且透明的白水晶非常罕見。

功用：專注

脈輪：全部

療癒焦點：導引所有能量，可以在所有狀況中提供幫助

水晶陣關鍵字：釋放、能量、平衡、冥想、專注、積極性、架構、例行公事、組織、減重、讓人「感覺更好」的寶石、生活品質、幸福、充滿活力、對生活的激情、享受生活、喜樂、療癒、自尊、自信、清晰

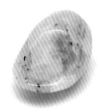

月光石 MOONSTONE

擁有貓眼效應[9]的長石變種。顏色包含白色、奶油色、黑色、黃色、棕色、藍色、綠色（鸚鵡綠）或虹彩（白色混有藍色閃光）。

功用：帶來關懷

脈輪：本我輪

療癒焦點：女性健康

水晶陣關鍵字：使人平靜、情緒、情緒能量、釋放阻礙、控制、平衡、同情、過度敏感、紓緩、生育力、懷孕、生產、陰性氣質、性、激情、內心平靜、智慧、內在自我、循環、重複模式、改變、新的開始、結束、樂觀、直覺、洞察、創意、自信、沉著、保護旅行者、好運、開心的家庭、青春

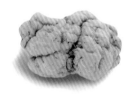

菱鎂礦 MAGNESITE

型態為集合體和礦瘤，看起來有點像放了兩億年的口香糖！通常是白色，但也會出現灰色、棕色或黃色。罕見狀況會以菱面體、柱狀、板狀和偏三角晶體的型態出現。

功用：帶來激情

脈輪：頂輪

療癒焦點：平衡體溫

水晶陣關鍵字：智力、冥想、視覺化、愛、排毒、滿滿的點子、協作、團隊、同事、友誼、人際關係

黑色

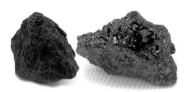

磁石　　　磁鐵礦

磁石／磁鐵礦
LODESTONE/MAGNETITE

磁石為有磁性的黑色／棕色集合體和正八面體晶體。組成的礦物質相同，但沒有磁性的則稱為「磁鐵礦」──是黑色或棕色正八面體的水晶、集合體或樹枝狀晶體。

功用：接地

脈輪：海底輪

療癒焦點：肌肉、骨頭、背部

水晶陣關鍵字：接納能力、吸引力、依戀、磁性、接受、在不舒服的情況下獲得最佳狀態、活在當下、能量流動、陰陽平衡、卸下重擔、安全、獨立性、清晰、看到方向、悲傷、自信、冷靜、安寧、財富、滿意、冥想、保護（特別是那些需要保護自己的療癒者與照護人員）、堅韌、耐久力、遙視、吸引愛、慾望、信任、直覺

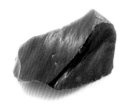

黑色黑曜石 BLACK OBSIDIAN

黑色的火山玻璃。

功用：將靈性帶進日常生活

脈輪：海底輪

療癒焦點：消化系統

水晶陣關鍵字：接地、保護、整合、融合、性、男性能量、陽性氣息、生存本能、連結、薩滿、創意、直覺、過往、新的開始、內在自我、靈魂之鏡

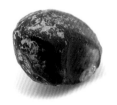

阿帕契淚石 APACHE TEAR

半透明的黑色或棕色火山玻璃礦瘤。

功用：釋放壓抑的淚水和情緒

脈輪：海底輪

療癒焦點：悲傷和失去

水晶陣關鍵字：改變、情緒平衡、原諒、積極性、在人生中向前進、自發性、自我限制、排毒、連結、大地療癒

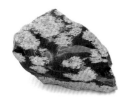

雪花黑曜石 SNOWFLAKE
OBSIDIAN

有白色斑晶內含物的黑曜石。

功用：釋放憤怒和怨懟

脈輪：海底輪

療癒焦點：胃部和鼻竇之間的經絡（傳統上認為拉肚子的孩子也會流鼻水）

水晶陣關鍵字：願景、內心平靜、釋放、新的開始、孤獨、冥想、純粹、接地、生存技能、方向

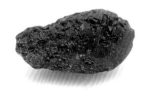

黑隕石 TEKTITE

由隕石墜落至地球時形成的隕石玻璃。因為高溫太過集中，使隕石和地球表面都融解，當太空物質和土壤冷卻後，就會誕生黑隕石。有可能為黑色、棕色、黃色（利比亞隕石）或綠色（捷克隕石）。

功用：與新的可能產生聯繫

脈輪：頂輪

療癒焦點：循環

水晶陣關鍵字：陰陽平衡、生育力、富足、邏輯推理、激情、心靈能力、冥想、遠距療癒、大地療癒

---

9. 譯註：當寶石礦物內部含有平行排列的微細纖維礦物或是細小包裹體時，
經特定方向切割、打磨後，在光線照射下會產生一道看似貓眼的光芒。

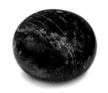

黑色月光石
BLACK MOONSTONE

擁有貓眼效應的黑色長石變種。
功用：讓你能將負面能量做正面的運用
脈輪：頂輪
療癒焦點：荷爾蒙
水晶陣關鍵字：孩童、有組織的、富足、新的開始、成長、釋放、情緒、安全、接地、專心、專注、人際關係、愛、浪漫關係、忠誠、商業、靈感、直覺、人體氣場、新月能量、使人平靜

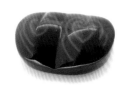

彩虹黑曜石
RAINBOW OBSIDIAN

內部有彩色貓眼效應的黑色火山玻璃，光線會反射出內含的氣泡。
功用：與自然連結
脈輪：海底輪
療癒焦點：情緒傷口
水晶陣關鍵字：愛、看到凡事美好的一面、連結、內在自我、神聖、幸福、積極性、慷慨、壓力、人體氣場、催眠

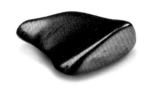

煤玉 JET

樹木的化石。
功用：帶來性能量
脈輪：海底輪
療癒焦點：胃部
水晶陣關鍵字：陰陽平衡、保護、幸福、欣喜、自信、力量、內在力量、財富、商業成功、冷靜的能量

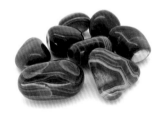

黑色條紋瑪瑙
BLACK BANDED AGATE

有黑白條紋的瑪瑙變種。
功用：透過不同的觀點找到答案
脈輪：海底輪
療癒焦點：情緒
水晶陣關鍵字：陰陽平衡、耐久力、死亡、改變、新的開始、開始、神祕學、藏匿在深處、保護

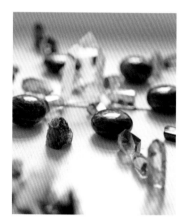

黑色的水晶普遍可以在任何狀況下接地，幫助我們落實到生活中。

灰色／銀色

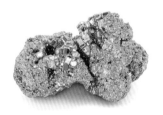

黃鐵礦 PYRITE

以正立方體或正十二面體晶體的型態出現，偶爾會是扁平狀和集合體，會因為氧化而愈來愈偏金色。常會在其他礦物中替代多種金屬，因此型態多樣，也會以與其他金屬混合的樣貌出現。又被成為愚人金（Iron pyrites、Fool's gold）。
功用：為內心帶來平靜
脈輪：全部，特別是太陽輪
療癒焦點：循環
水晶陣關鍵字：能量火花、創意、領導能力、積極正向、記憶、過去、思考程序、保護、避免意外、淨化、新的開始、點子、創造、可能性

灰紋瑪瑙
GRAY BANDED AGATE

有灰色和白色條紋、紋路的瑪瑙變種。

功用：有益於儲存能量

脈輪：本我輪

療癒焦點：疲勞、整體不適、慢性疲勞症候群

水晶陣關鍵字：保護、力量、方向、柔軟度、彈性、願景、清晰、性能量、人際關係、忠誠、天賦、技巧、能力

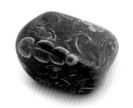

赤鐵礦 HEMATITE

以集合體、葡萄狀型態、玫瑰狀、層疊板狀、片狀及菱面體結晶的型態出現。可能為金屬灰色／銀色（打磨後）、黑色或磚紅色／棕色。

功用：接地

脈輪：海底輪

療癒焦點：血液疾病

水晶陣關鍵字：勇氣、力量、接地、個人魅力、壓力、旅行、睡眠、心理歷程、想法、記憶、靈巧、數字／數學、陰陽平衡、積極性、吸引愛、冥想

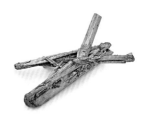

輝銻礦 STIBNITE

型態為集合體、柱狀、刃狀或擁有明顯垂直條紋的針狀和稜柱狀晶體。

功用：擁有找到人生道路的能力

脈輪：頂輪

療癒焦點：喉嚨和食道

水晶陣關鍵字：方向、選擇、決策、教學、溝通、冥想、保護、金錢、人際關係、吸引力、圖騰動物、與狼連結、老師、靈性世界的尋找者（path finder）、關係中的忠誠、速度、耐久力、彈性

棕色

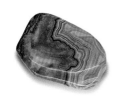

狂紋瑪瑙 CRAZY LACE AGATE

一種有「瘋狂」紋樣、帶紋和奶油色、紅色或棕色波浪線條的瑪瑙變種。也被稱為墨西哥蕾絲瑪瑙（Mexican lace agate）。

功用：帶來自信

脈輪：心輪

療癒焦點：演講、溝通

水晶陣關鍵字：自信、內在力量、平衡、勇氣、自尊、活力、溝通

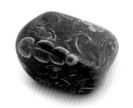

錐螺瑪瑙 TURRITELLA AGATE

棕色的瑪瑙變種，型態為有化石內含物的集合體。

功用：帶來平衡的觀點

脈輪：海底輪

療癒焦點：消化、腸蠕動、腸胃不適、食物吸收、脹氣

水晶陣關鍵字：中庸、積極性、改變、生存本能、時間、更新、大地療癒

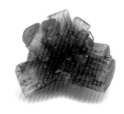

霰石 ARAGONITE

六角形長柱狀晶體，常常相互連結、成對生長和相互貫穿，形成類似人造衛星的形狀。也會以纖維狀、集合體或鐘乳石的型態出現。顏色有白色、棕色、黃色、藍色或綠色。

功用：帶來清晰的思緒（答案會忽然明朗）

脈輪：頂輪

療癒焦點：壓力相關症狀，例如濕疹和乾癬

水晶陣關鍵字：壓力、冷靜、安寧、冥想、解決問題、耐心、實際、可靠性、青春

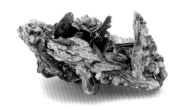

鉀雲母 MUSCOVITE

為雲母的變種，型態常為層疊片狀、集合體、花朵狀、書本狀、鱗狀等。顏色包含棕色、綠色、粉色、灰色、紫羅蘭色、黃色、紅色或白色。

功用：帶來安全感

脈輪：心輪

療癒焦點：釋放痛苦的情緒

水晶陣關鍵字：自信、樂觀、過去、冷靜、寬恕、寧靜、能量、思考速度、表達、直覺、解決問題、重大人生決策、高我、薩滿靈視、冥想、睡眠、夢、知識、理解、學習

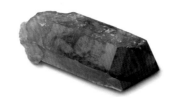

煙水晶 SMOKY QUARTZ

棕色或黑色的石英變種，顏色源自於天然的輻射。

功用：加速業力法則

脈輪：海底輪

療癒焦點：抑鬱、絕望、悲傷

水晶陣關鍵字：夢、理解、活力、表達、性能量、心理活動、積極性、放鬆、聲音、寧靜、冷靜、接地、在人生中向前進、新的開始、能量療癒、能量導引、保護、典禮、儀式、冥想、陽性能量、生存本能、直覺、自律

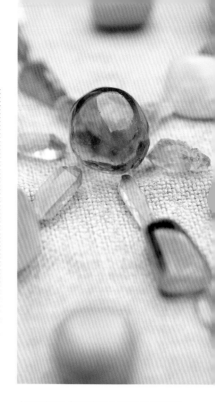

上圖：透過水晶陣強化的意念是非常強大的工具。當你全神貫注地設立水晶陣時，就是在向宇宙下訂單。

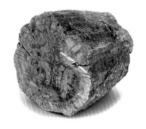

矽化木 PETRIFIED WOOD

樹木的有機物質在化石化的過程中，被一種或多種礦物質取代；通常是瑪瑙、玉髓或石英（但也有可能看到其他種類的礦石）。顏色為棕色，也可能是任何木質色，或者瑪瑙、玉髓和蛋白石的顏色。

功用：帶來安慰

脈輪：海底輪

療癒焦點：骨骼

水晶陣關鍵字：平衡、紓緩、接地、長壽、煥然一新、壓力、童年、過去、前世、純真、架構、穩固、框架、力量

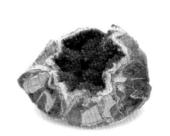

龜背石 SEPTARIAN

為泥鐵礦的礦瘤產生裂縫後，有其他礦物沉積其中而形成，包含方解石、碧玉、白雲石、霰石，偶爾會有重晶石。

功用：帶來自信

脈輪：海底輪

療癒焦點：骨骼和肌肉

水晶陣關鍵字：公開演講、溝通、藝術、音樂、聲音、耐心、耐久力、容忍力、理解、覺察、環境、彈性、大地療癒

神聖幾何

你會看到第四章曾使用過的所有水晶陣。

如果是簡單的陣形，你可以影印陣形，或直接把水晶放在書頁排列上。

如果是比較複雜的水晶陣，最好是用影印機放大列印在A3的紙張上。

（你也可以從www.thecrystalhealer.co.uk下載這些陣形。）

圓形

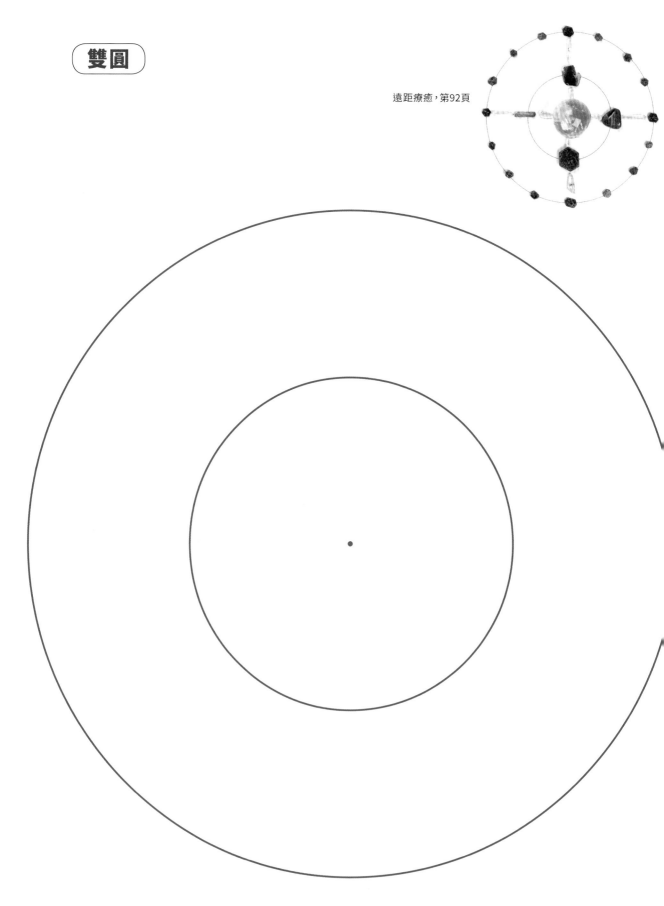

雙圓

遠距療癒，第92頁

脈輪水晶陣

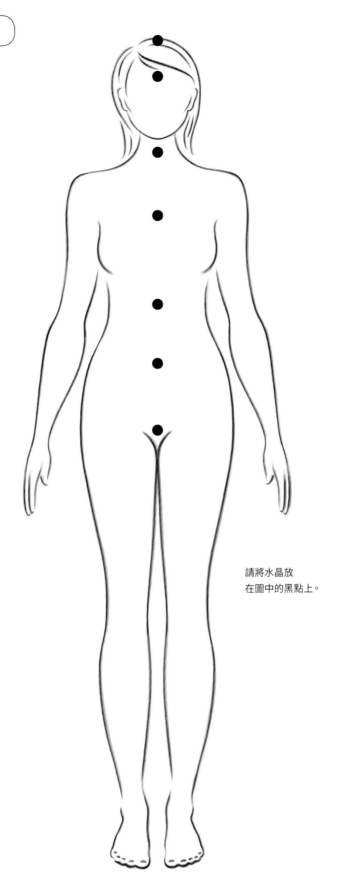

請將水晶放
在圖中的黑點上。

三角形

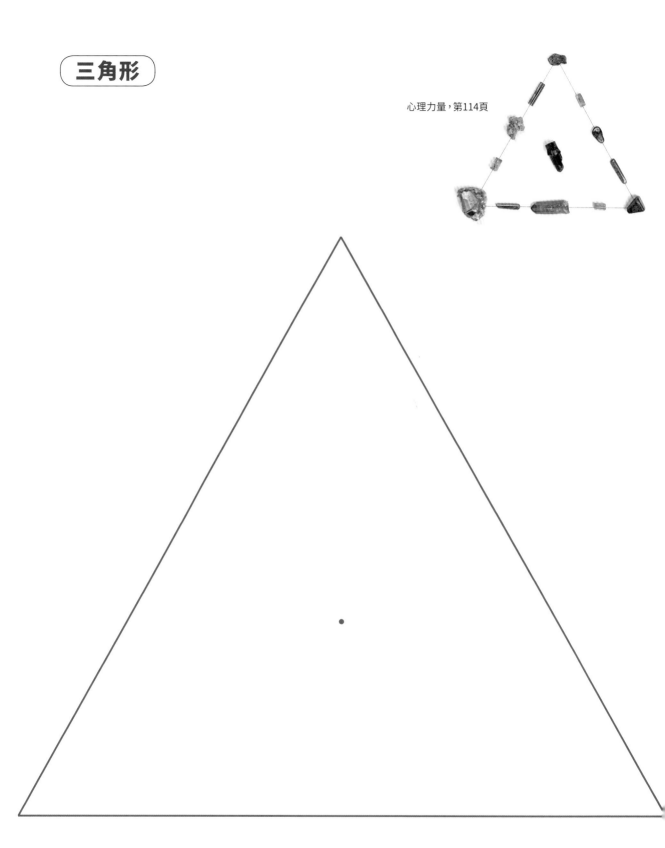

心理力量，第114頁

雙三角

力量與體能，第117頁

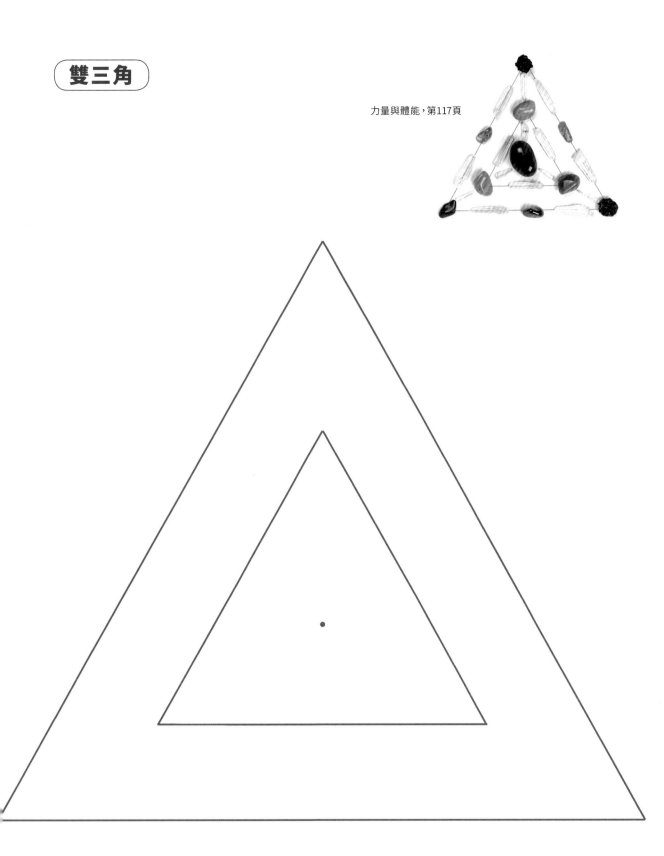

同心圓

專注冥想，第86頁

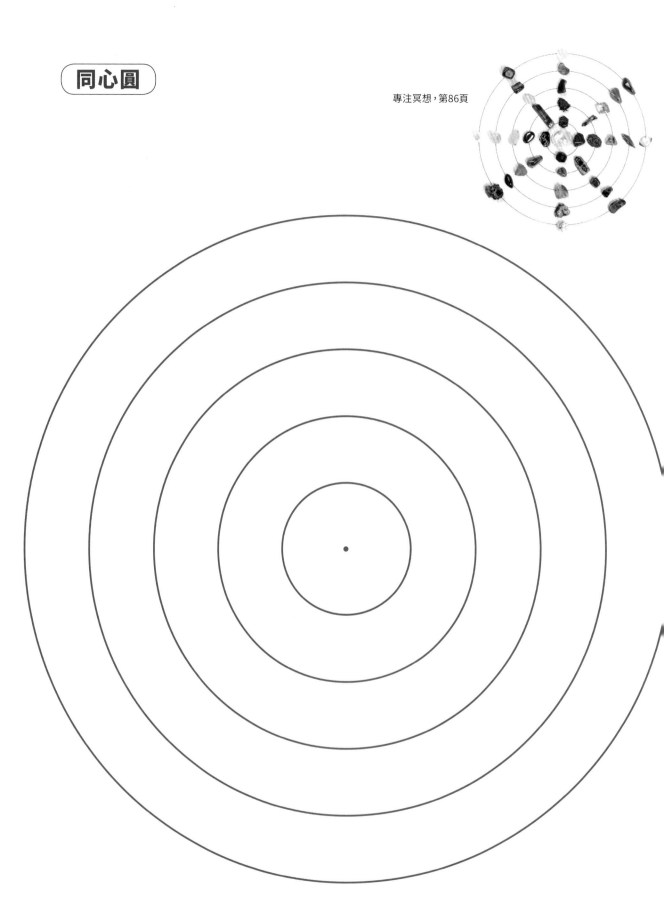

六角形

活化的水晶陣，第36頁

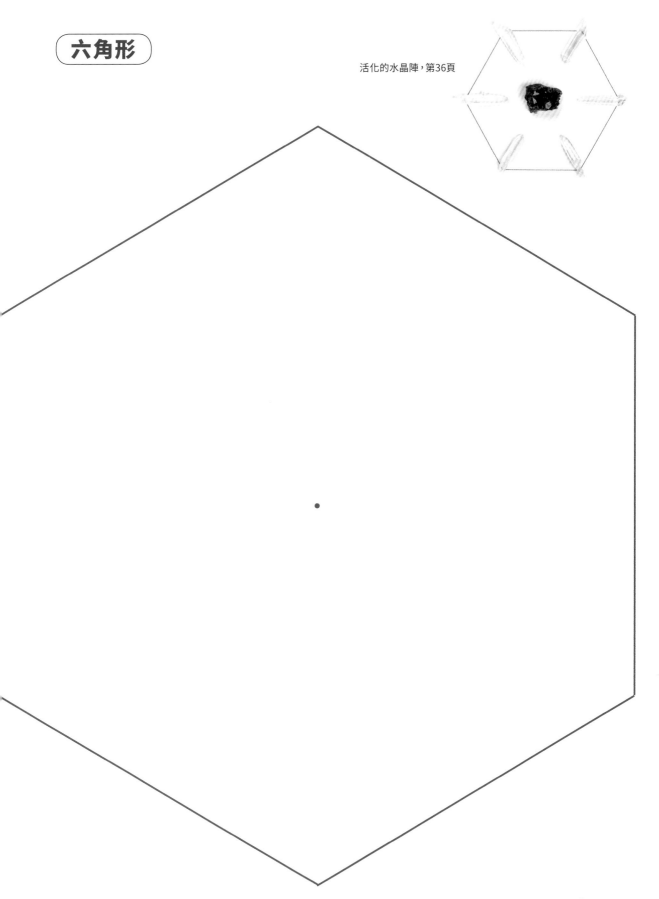

正方形

如果要使用第118頁的運動水晶陣，
請將這個水晶陣轉45度，讓四個角分別對向東南西北。

螺旋形

創意，第52頁

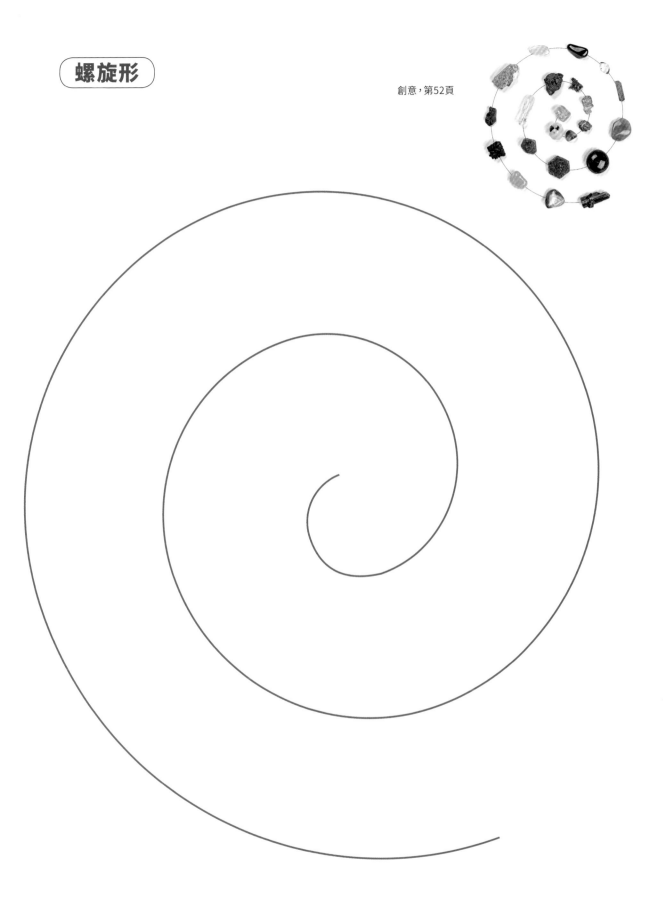

交錯四方形

溝通，第70頁

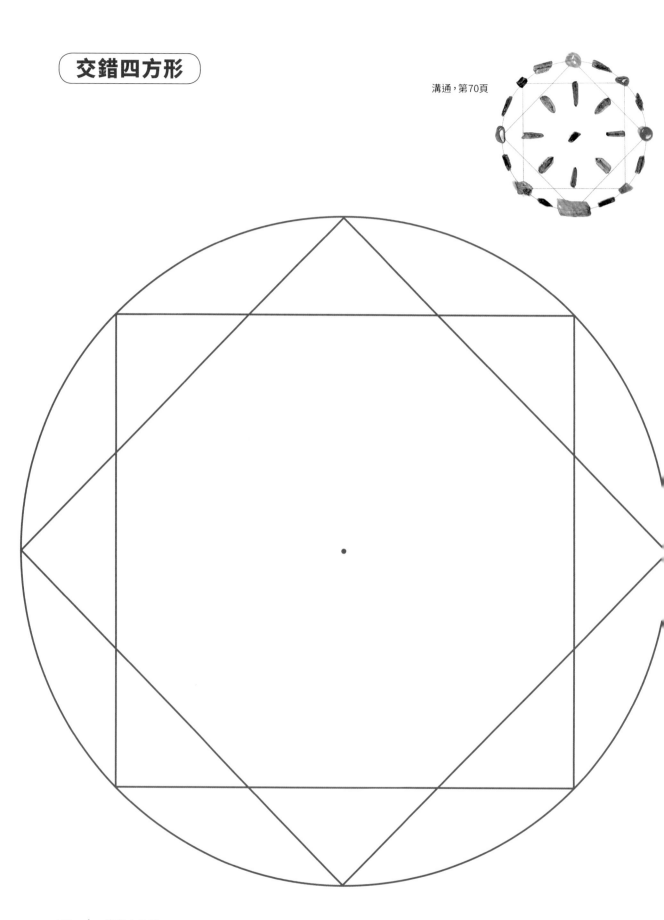

圓內三角

愛自己，第99頁

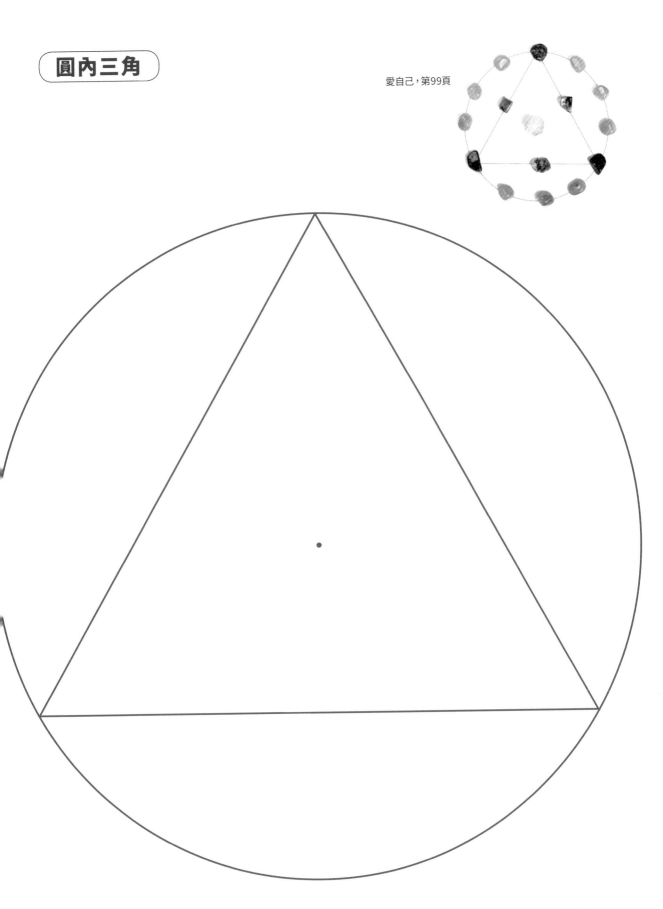

生命之花

豐盛，第50頁

麥達昶立方體

健康與療癒，第119頁

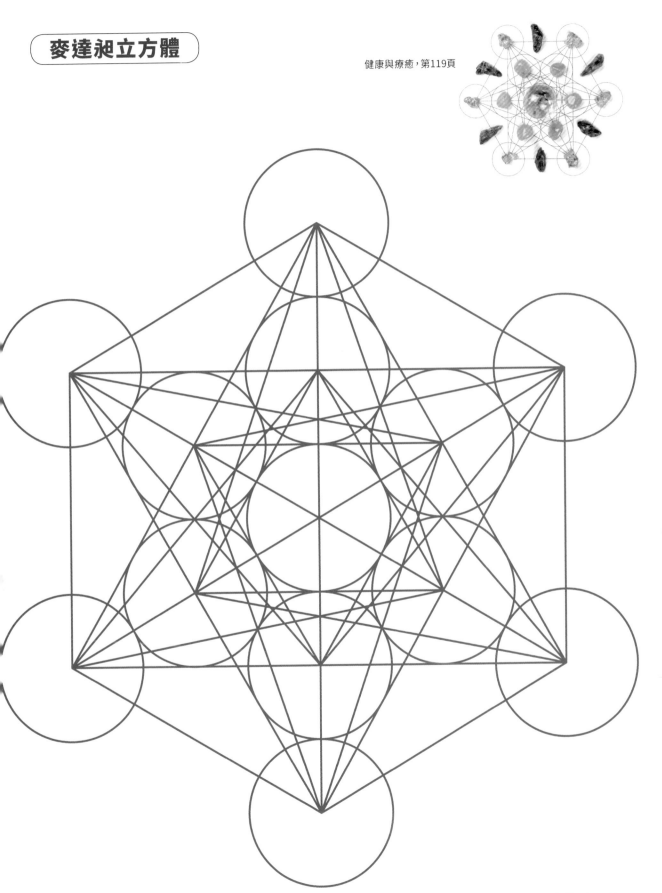

詞彙表

AGGREGATE 聚合體
地質變動所形成的礦物混合物，會形成堅硬的岩石。

AKASHIC RECORDS 阿卡西紀錄
一個存在於其他星球的靈魂資訊資料庫。

ALLUVIAL 沖積物
河床中的沉澱物經過水流不斷沖刷，所形成的礦物。

ASTRAL TRAVEL 出體經驗
一種能有意識地將部分靈魂／精神脫離肉體、送到另一個特定地點的能力（但仍與原本的肉體保有連結）。

AURA 氣場
圍繞在人體周遭的隱微能量場。

BLADE 刃狀體
形容水晶擁有類似扁平刀刃的型態。

BOTRYOIDAL 葡萄狀
形容小圓球狀礦物，外表貌似一串葡萄。

CHAKRA 脈輪
梵文中意指「輪」，脈輪是身體的能量中心，對看得到能量的人來說，它們是輪狀的。

CHANNELING 導引傳訊
將靈性世界的信息透過某個媒介傳遞。

CHATOYANCY 貓眼效應
在多種拋光後水晶上發現的一種光學效應。這類貓眼水晶可以帶來好運、快樂和寧靜。它們可以提高直覺、覺知和保護，對眼部疾病、夜間視力和頭痛有幫助。與貓眼水晶相關的星座為摩羯座、金牛座和牡羊座。

CHI 氣
中醫和中國哲學中，氣是宇宙的能量或生命動能，據信是流動於身體四周並存在於所有活物中。其他文化會用不一樣的詞彙指稱「氣」，例如ki（日本）和prana（印度）。

CLAIRAUDIENCE 超聽覺力
能夠聽到通靈訊息的能力。

CLAIRVOYANCE 超視覺力
能夠看到通靈訊息的能力。

CRUST 晶殼
指水晶最上方或最外側的那一層。型態為晶殼的水晶，通常生長在岩石或礦物的表層。可同時參考Druse晶簇。

CUBIC 立方晶系
指具有三晶軸，且三者等長並相互垂直的水晶。

DENDRITE 樹枝狀晶體
指如同樹狀或樹枝狀的礦物結晶型態，或是某種礦物穿透另一種水晶／岩石生長，創造出很像樹木或樹枝的樣貌。

DIS-EASE 不舒適
指在生理、情緒、心理或精神等層面的不安定狀態，可能會讓身體的自然防衛系統減弱，並增加生病的風險。這並非某種特定的疾病或症狀，通常原因都潛藏在內心深處。

DISTANT HEALING 遠距治療
向不在現場的人發送療癒能量、正面思想和祈福（甚至可能是位於其他國家的人）；也被稱為遙距治療（absent healing、remote healing）。

DODECAHEDRAL 正十二面體
由十二個正五邊形組成的正多面體，每三個面會交於一個頂點，共有二十個頂點。

DRUSE 晶簇
長在相同或不同礦物岩石外殼的群生晶體。

ENERGY 能量
「力」的供給或來源：電力、核能、機械能或細微的能量，例如氣。

FELDSPAR 長石
一種矽酸鹽礦物群。

GEODE 晶洞
內部長有水晶的空心岩石。

HEXAGONAL 六方晶系
這類礦物晶體具有四晶軸，其中三個水平軸的長度相等，彼此成120°的交角，垂直軸則和水平軸的長度不同，且彼此直角相交。六方晶系會有八個面。

INCLUSION 內含物
在不同種礦物結構中發現的礦物。

MASS 集合體
沒有明確晶體結構的礦物。

MERIDIAN 經絡

一種遍佈全身的能量管道；氣會經由經絡行走，如同血液經由靜脈和動脈流動。

NODULE 礦瘤

一種群聚的礦物型態（請見Mass 集合體），外觀呈圓形。

OCTAHEDRAL 正八面體

由八個全等的正三角形組成的正多面體。

PLAGIOCLASE 斜長石

是長石的一種亞群，代表性礦物包含拉長石和太陽石。

PLATE 薄片形

形狀為扁平（通常很薄）的水晶。

PRISMATIC 柱狀體

描述每個面的大小和形狀都相似且與軸平行的晶體，兩個底面的形狀和大小彼此也會很接近。例如，三角柱晶體的柱體由三個矩形平面構成，底面都是三角形；六角柱晶體則由六個矩形平面和兩個六邊形底面構成。

PSEUDOMORPH 假晶

指某種礦物替代另一種原始結晶結構的情況，造成新礦物會有原本礦石的外觀。

PSYCHIC ABILITIES 心靈能力

包含了直覺或第六感、導引通訊、超視覺力、超聽覺力、超感受力、感受能量和氣場、看見氣場、解讀氣場、心電感應、超感知覺、占卜的洞察力和塔羅牌卡的解讀力。

PYRAMIDAL 錐狀

指底部是多邊形、其他面是相交在同一點的尖形水晶。

REIKI 靈氣

一種來自日本、透過手進行治療的形式，現在世界上有超過百萬的執業者。

REMOTE VIEWING 遙視

能夠在遠處看見地方和事件的能力。請參考「出體經驗」條目。

RHOMBIC 菱形體

指平行四邊形型態的水晶。

RHOMBODODECAHEDRAL 菱形十二面體

指由十二個全等菱形組成的多面體。

ROMBOHEDRAL 菱面體

指由六個菱形組成的水晶。

SCALENOHEDRAL 偏三角面體

描述有十二個面，每個面有三個不同邊長的晶體。

SHAMANIC HEALING 薩滿治療

一種最古老的傳統治療術。

SPHENOID 蝴蝶骨狀

指楔形（V形）的。

SPIRIT GUIDES 靈魂導師

能夠傳授資訊、知識和智慧，並在你的人生道路上提供幫助的靈性存在或能量。

STRIATED 有條紋的

有橫向的平行凹槽或擦痕的晶體。

SUBTLE ENERGY 精微能量

因超出已知電磁頻譜而不容易被檢測到的能量。

TABULAR 平板狀

形容板狀或片狀的晶體。

TEKTITE 黑隕石

由隕石撞擊形成的小塊玻璃狀岩石。

TETRAHEDRAL 四面體

指有四個面的晶體。

TOTEM ANIMAL 圖騰動物

可以在人生道路上指引你的動物靈魂或特質。

TRAPEZOHEDRAL 偏方面體

指有梯形面的晶體（梯形在美國被稱為trapezium，在英國被稱為trapezoid）。

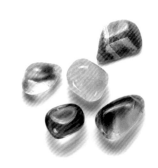

索引

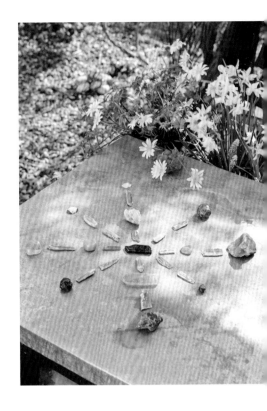

致 謝

妻子的支持是寫書過程不可或缺的一部分，因此想要感謝我最棒的妻子琳恩·帕瑪，感謝她的愛、投入及支持。她每個階段都逐頁閱讀，除了提出想法與建議，還不吝提供經驗、專業與耐心。

同時，還要感謝我的顧客和學生，給了我非常豐富的經驗，好讓我能與讀者分享。

感謝所有CICO Books同仁所付出的努力：Carmel Edmonds、Sally Powell、Yvonne Doolan、Kerry Lewis、Anna Galkina，特別是有極佳判斷力的Cindy Richards，是她決定出版這本書。最後但也是最重要的，是那些激勵我寫作的人們：家父賽瑞爾、美國水晶療癒師美樂蒂，還有伊恩（理由我們倆知道就好）。

我也誠摯感謝所有的水晶書作者（無論我是否拜讀過他們的著作），他們拓展了水晶的語言；也要感謝所有因閱讀本書而受到啟發，致力於改善、改變、或療癒自我或他人的讀者。

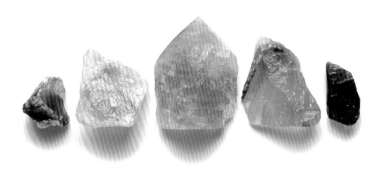

強力水晶陣

療癒大升級，55 種超效陣形，
加速夢想顯現、難題化解

作　　者｜菲利浦·普慕特
譯　　者｜梵妮莎
總 編 輯｜盧春旭
執行編輯｜黃婉華
行銷企劃｜鍾湘晴
美術設計｜王瓊瑤

發 行 人｜王榮文
出版發行｜遠流出版事業股份有限公司
地　　址｜台北市中山北路一段 11 號 13 樓
客服電話｜02-2571-0297
傳　　真｜02-2571-0197
郵　　撥｜0189456-1

著作權顧問｜蕭雄淋律師
ISBN ｜ 978-957-32-9069-8
2021 年 5 月 1 日初版一刷
2021 年 8 月 5 日初版二刷

定價｜新台幣 499 元（如有缺頁或破損，請寄回更換）

First published in the United Kingdom under the title **The Book of Crystal Grids** by CICO Books, an imprint of Ryland Peters & Small, 20-21 Jockey's Fields London WC1R 4BW. All rights reserved.

Traditional Chinese translation copyright © 2021 by Yuan-liou Publishing Co.,Ltd.

國家圖書館出版品預行編目(CIP)資料

強力水晶陣：療癒大升級，55種超效陣形，加速夢想顯現、難題化解 / 菲利浦·普慕特著；梵妮莎譯 .-- 初版 .-- 臺北市：遠流出版事業股份有限公司, 2021.05
面；　公分
譯自：The Book of Crystal Grids

ISBN 978-957-32-9069-8(平裝)

1. 另類療法　2. 水晶　3. 能量

418.995　　　　　　110004851

http://www.ylib.com
Email: ylib@ylib.com

遠流博識網